Préface

Qui suis-je ?

je m'appelle Caroline Braun et je suis la créatrice du Little Physio.

J'ai fait des études de traduction et travaillé comme traductrice indépendante pendant plusieurs années avant de changer complètement de voie et de devenir kinésithérapeute.

Cela fait maintenant plus de dix ans que je travaille dans la kinésithérapie, au début dans des hôpitaux et ensuite dans des cabinets.

Pourquoi le Little Physio ?

Tout au long de ces années, je me suis rendue compte des problèmes que posait le **manque de compréhension entre thérapeutes et patients étrangers** et des **conséquences désastreuses de cela sur la thérapie et la guérison des patients.**

Beaucoup de personnes disent que c'est au patient d'apprendre la langue du pays dans lequel il vit mais ce n'est pas toujours possible ou pas encore fait.

De plus, certains patients sont ici en vacances, ils visitent des membres de leur famille ou sont là pour le travail.

En tant que kinésithérapeute, je ne suis pas là pour juger mais pour effectuer ma thérapie et c'est à moi de me donner les moyens de la faire du mieux que je peux.

C'est la raison pour laquelle j'ai créé le Little Physio.

Ce **traducteur** est composé de **plusieurs centaines de phrases** qui permettent au thérapeute de **communiquer avec le patient étranger** et d'**effectuer sa thérapie beaucoup plus rapidement et facilement.**

Pour une utilisation simple, le livre est divisé en plusieurs chapitres comme "réception", "massage", "exercices", "drainage lymphatique" etc.

Ainsi, il est beaucoup plus facile et rapide de trouver les phrases dont vous avez besoin.

Pour compléter le livre, vous avez l'opportunité de vous procurer l'application pour téléphone mobile android, tablette android, ou bien Iphone ou Ipad.

L'application "Littlephysio" est disponible sur le Googleplaystore et sur l' appstore de Apple.

L'application est une version audio du livre, elle permet à votre portable ou à votre tablette de "parler" à votre place.
Vous appuyez sur la phrase que vous voulez et votre portable dit la phrase au patient dans sa langue.

Vous pouvez voir une démonstration à cette adresse: youtube ou littlephysio.com

Je pense que lorsqu'on devient kinésithérapeute, c'est parce qu'on désire aider son prochain et ceci qu'il parle notre langue ou pas.

Maintenant, c'est possible :)

Caroline Braun

Français => Anglais

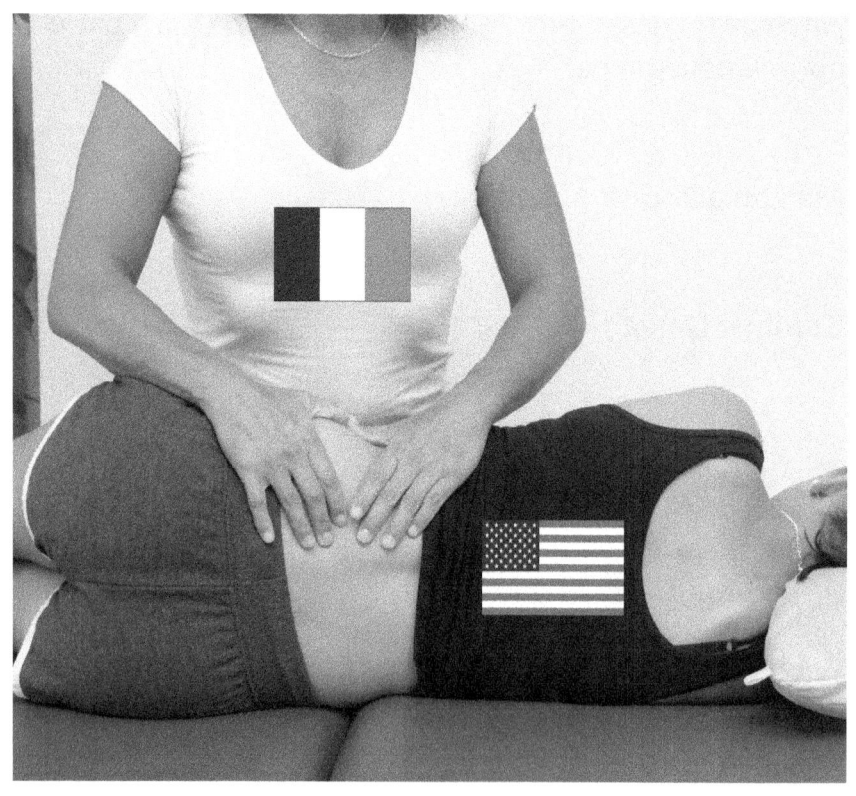

Réception

Reception

1. Bonjour

Hello

2. Je suis...

My name is

3. Avez-vous une ordonnance?

Do you have a doctor's prescription?

4. OUI

Yes

5. NON

No

6. Avez-vous une carte vitale?

Do you have your insurance card?

7. Pouvez-vous apporter votre carte vitale la prochaine fois?

Would you please bring the insurance card next time?

8. Pouvez-vous m'écrire votre numéro de téléphone, s'il vous plait?

Would you please write down your phone number?

9. Il y a une erreur sur l'ordonnance, vous devez retourner chez le medecin pour qu'il la corrige.

There is a mistake in the prescription. You have to go back to your doctor and have him issue a new one.

10. Avez-vous un rapport du médecin / des radios, des tomographies?

Do you have a report / X-ray / CT- images from your doctor?

11. Pouvez-vous amener les radios, les tomographies la prochaine fois?

Would you please bring the x-rays / the report with you next time?

12. Voici vos rendez-vous

Here are your appointments

13. Si les rendez-vous ne vous conviennent pas, dites le moi

If these appointments don't work for you, please let me know.

14. Ça ne va pas?

This one doesn't work?

15. Pas ce jour là?

Not on this day at all?

16. Plutôt le matin

Rather in the morning?

17. Plutôt l'après-midi

Rather in the afternoon?

18. Lundi

Monday

19. Mardi

Tuesday

20. Mercredi
Wednesday

21. Jeudi
Thursday

22. Vendredi
Friday

23. Samedi
Saturday

24. Dimanche
Sunday

25. Je suis désolée, vous êtes en avance
I'm sorry, you are too early

26. Je suis désolée, vous êtes en retard
I'm sorry you are too late

27. Ce n'est pas possible cette semaine
This week won't work

28. Ce n'est pas possible aujourd'hui
Today doesn't work

29. A partir de la semaine prochaine
Not before next week

30. A partir du mois prochain
Not before next month

31. La / le thérapeute est en vacances
The therapist is on vacation

32. La / le thérapeute est malade
The therapist is ill

33. Voulez vous un autre thérapeute ?
Would you like to work with a different therapist?

34. OUI
Yes

35. NON
No

36. Voulez vous avoir le / la même thérapeute?

Would you like to continue with the same therapist?

37. Voulez vous attendre que le / la thérapeute revienne?

Would you rather wait until your therapist is back?

38. Voici votre facture.

Here is your bill.

39. Voulez vous payer maintenant ?

Would you like to pay now?

40. Voulez vous payer contant?

Do you want to pay cash?

Anamnese

Anamnesis

1. Deshabillez vous s'il vous plait
Please undress

2. Pouvez-vous enlevez votre haut?
Can you please take off your top ?

3. Pouvez-vous enlever votre pantalon?
Can you please take off your pants?

4. Pouvez-vous enlever votre jupe?
Can you please take off your skirt?

5. Avez-vous des douleurs?
Are you in pain?

6. oui
Yes

7. Non
No

8. Montrez moi où vous avez des douleurs
Show me where it hurts

9. Où sont vos douleurs ?
Where does it hurt?

10. Les douleurs se diffusent-elles dans le bras?
Is the pain radiating into your arm?

11. Les douleurs se diffusent-elles dans la jambe?
Is the pain radiating into your leg?

12. Où les douleurs se diffusent-elles ?
Where does the pain radiate into?

13. Montrez moi
Show me

14. Avez-vous des zones insensibles?

Do you feel numbness?

15. Où?

Where?

16. Avez-vous des paralysies, faiblesses musculaires?

Do you have paralytic symptoms?

17. Avez-vous des fourmis?

Do you feel formication?

18. Où?

Where?

19. Depuis quand?

When did it start?

20. Depuis plusieurs jours

For days

21. Depuis plusieurs semaines
For weeks

22. Depuis plusieurs mois
For months

23. Depuis plusieurs années
For years

24. Comment est la douleur?
What does the pain feel like?

25. Lancinante
Acute

26. Diffuse
Dull

27. Par élancements
Dragging

28. La douleur a-t-elle commencé doucement?
Did the pain develop slowly?

29. La douleur a-t-elle commencé d'un seul coup?
Did the pain develop fast?

30. La douleur persiste-t-elle longtemps?
Does the pain last for a long time?

31. Plusieurs secondes
Several seconds

32. Plusieurs minutes
Several minutes

33. Plusieurs heures
Several hours

34. Plusieurs jours
Several days

35. Avez-vous eu un accident?
Did you have an accident?

36. Avez-vous déjà recu des soins ?
Have you had treatment yet?

37. Oui
Yes

38. non
No

39. Faites vous de l'hypertension?
Do you have high blood pressure?

40. Avez-vous le diabète?
Do you have diabetes?

41. Avez-vous des vertiges?
Are you dizzy?

42. Etes vous enceinte?

Are you pregnant?

43. Depuis combien de mois?

What month?

44. Prenez vous des antidouleurs?

Do you take pain killers?

45. Prenez vous des anticoagulants? / des médicaments?

Do you take blood thinning medication?

46. Avez-vous des problèmes de thyroide?

Do you have problems with your thyroid?

47. Avez-vous des problèmes cardiaques?

Do you have heart problems?

48. Avez-vous des maux de tête?

Do you have a headache?

49. Vous êtes vous fait opérer?
Did you have surgery?

50. Quand vous êtes vous fait opérer?
When did you have surgery?

51. Il y a quelques jours
A few days ago

52. Il y a quelques mois
A few months ago

53. Il y a quelques années
A few years ago

54. Vous devez aller chez le médecin
You have to see a doctor.

55. Avez-vous des douleurs liées à une activité / pendant une activité?
Does it hurt when you are moving?

56. Avez-vous des douleurs au repos?

Do you have pain while resting?

57. Quand les douleurs sont-elles maximales?

When does it hurt most? When is the pain worst?

58. Le matin

In the morning

59. Le soir

In the evening

60. La nuit

At night

61. Toujours pareil

Always the same

62. En marchant quand ça monte

While going up

63. En marchant quand ça descend
While going down

64. En montant les escaliers
Going up the stairs

65. En descendant les escaliers
Going down the stairs

66. Quand vous restez assis(e) longtemps?
While sitting for a long time

67. Après être resté assis(s) longtemps?
After sitting for a long time

68. Lors de très petits mouvements?
While doing small movements?

69. Êtes vous allé(e) à l'hôpital/ en cure?
Were you in the hospital / in rehab?

70. Combien de temps?
For how long?

71. Plusieurs jours
Several days

72. Plusieurs semaines
Several weeks

73. Plusieurs mois
Several months

74. Quand êtes vous sorti(e) de l'hôpital?
When did you get discharged from the hospital?

75. Hier
Yesterday

76. Avant-hier
The day before yesterday

77. Il y a quelques jours
A few days ago

78. Combien ?
How many?

79. Il y a quelques semaines
A few weeks ago

80. Il y a quelques mois
A few months ago

Massage

Massage

1. Vous pouvez vous déshabiller
Please get undressed

2. Pouvez-vous enlever votre haut?
Can you please take off your top?

3. Pouvez-vous enlever votre pantalon?
Can you please take off your pants?

4. Pouvez-vous enlever votre jupe?
Can you please take off your skirt?

5. Couchez vous sur le dos
Lie down on your back

6. Couchez vous sur le ventre
Lie down on your stomach

7. Couchez vous sur le côté droit
Lie down on your right side

8. Couchez vous sur le côté gauche
Lie down on your left side

9. La tête ici, s'il vous plait
This is for your head

10. Voulez vous une couverture?
Would you like a blanket?

11. Avez-vous froid
Are you cold?

12. Avez-vous trop chaud?
Are you too warm?

13. Mettez votre bras drois en bas
Put your right arm down

14. Mettez votre bras drois en haut
   Put your right arm next to your head

15. Mettez votre bras droit le long du corps
   Align your right arm alongside your body

16. Mettez votre bras gauche en bas
   Put your left arm down

17. Mettez votre bras gauche en haut
   Put your left arm next to your head

18. Mettez votre bras gauche le long du corps
   Align your left arm alongside your body

19. Asseyez vous, s'il vous plait
   Sit down please.

20. Détendez vos épaules
   Relax your shoulders

21. Regardez devant vous

Please look straigt ahead

22. Ça fait mal?

Does it hurt?

23. Est-ce que je vous fais mal?

Do I hurt you?

24. Montrez moi ou ça fait mal

Show me where it hurts.

25. Est-ce-que la pression est bonne / est-ce que j'appuie bien?

Is the pressure ok?

26. OUI ?

Yes?

27. NON?

No?

28. Plus fort ?

Harder?

29. Moins fort?

Softer?

30. C'est mieux?

Better?

31. C'est moins bien?

Worse?

Thérapie manuelle

Manual therapy

1. Vous pouvez vous déshabiller
Please get undressed

2. Pouvez-vous enlever votre haut?
Can you please take off your top?

3. Pouvez-vous enlever votre pantalon?
Can you please take off your pants?

4. Pouvez-vous enlever votre jupe?
Can you please take off your skirt?

5. Où Avez-vous mal / des douleurs?
Where does it hurt?

6. Est ce que vous allez mieux depuis la dernière thérapie?

Has it improved since the last treatment?

7. Est-ce moins bien qu'avant?

Has it gotten worse?

8. Avez-vous plus de douleurs maintenant?

Has the pain increased?

9. Avez-vous moins de douleurs maintenant?

Has the pain gotten less?

10. Où sont les douleurs maintenant / où Avez-vous mal maintenant

Where does it hurt now?

11. Tenez vous sur une jambe

Stand on one leg please.

12. Maintenant, tenez vous sur l'autre jambe

Please stand on the other leg now.

13. Tenez vous debout seulement sur les talons
Stand on your heels

14. Tenez vous debout sur la pointes des pieds
stand on your tiptoes

15. Asseyez vous
Sit down please

16. Faites le dos rond
Round your back

17. Mettez la tête en avant / posez le menton sur votre sternum
Put your chin to your chest

18. Ça tire?
Does it pull?

19. Ça fait mal / C'est douloureux?
Is it painful?

20. C'est moins douloureux comme ça?
Is the pain less now?

21. C'est plus douloureux comme ça?
Is the pain worse now?

22. C'est mieux ?
Better?

23. C'est pire?
Worse?

24. Soulevez la tête
Put your head back

25. Regardez en l'air
Lift your head up, look up

26. Regardez vers le bas / baissez la tête
Put your head down, look down

27. Tournez la tête à gauche
Turn your head to the left

28. Tournez la tête à droite
Turn your head to the right

29. Penchez la tête à gauche
Tilt your head to the left

30. Penchez la tête à droite
Tilt your head to the right

31. Détendez / restez détendu(e)
Relax

32. N'essayez pas de m'aider, je fais le mouvement, vous restez détendu(e)
Do not help. I will do the movements, you relax

33. Levez les bras
Put your arms up

34. Levez le bras droit
Put your right arm up

35. Baissez le bras droit
Put your right arm down

36. Levez le bras gauche
Put your left arm up

37. Baissez le bras gauche
Put your left arm down

38. Pliez la jambe
Bend your leg

39. Tendez la jambe
Extend your leg

40. Pliez le genou
Bend your knee

41. Tendez le genou
Extend your knee

42. Levez la jambe
Lift your leg

43. Couchez vous sur le dos
Lie on your back

44. Couchez vous sur le ventre
Lie on your stomach

45. Couchez vous sur le côté droit
Lie on your right side

46. Couchez vous sur le côté gauche
Lie on your left side

47. La tête ici, s'il vous plait
Put your head here, please

48. Asseyez vous
Sit down

49. Faites le mouvement avec moi.
Please participate with ease

50. Poussez contre ma pression
Press against my resistance

51. Poussez plus fort
Press harder

52. Poussez moins fort
Press not so hard

53. Ceci est un exercice à faire à la maison
This is an exercise to do at home

54. Pliez les jambes et posez les pieds sous les genoux
Bend your legs and pull your knees to your thighs

55. Contractez les muscles du ventre / faites marcher vos abdominaux
Tighten your Abdomen

56. Contractez les muscles fessiers
Squeeze your buttocks

57. Contractez les muscles des jambes
Tense your legs

58. Contractez les muscles des bras
Tense your arms

59. Détendez vos muscles / vous
Relax

60. Il est possible que ça fasse un peu mal
It might hurt a little

61. Je vous montre, ensuite vous le faites
I will show you first, then you repeat

62. Faites trois séries à 10 répétitions
Do 3 sets with 10 repetitions

63. Faites trois séries à 15 répétitions
Do 3 sets with 15 repetitions

64. Faites trois séries à 20 répétitions
Do 3 sets with 20 repetitions

65. Faites trois séries à 30 répétitions
Do 3 sets with 30 repetitions

66. Une fois par semaine
Once a week

67. Deux fois par semaine
Twice a week

68. Trois fois par semaine
Three times a week

69. Une fois par jour
Once a day

70. Deux fois par jour
Twice a day

71. Trois fois par jour
Three times a day

72. Faites l'exercice devant le miroir
Do the exercise in front of a mirror

73. Asseyez vous devant le miroir
Sit down in front of a mirror

74. Restez debout devant le miroir
Stand in front of a mirror

75. Ça ne doit pas faire mal
It is not supposed to hurt

76. Ça ne doit pas arriver
This is not supposed to happen

Facilitation neuromusculaire par la proprioception

PNF

1. Couchez vous sur le dos
   Lie on your back

2. Couchez vous sur le ventre
   Lie on your stomach

3. Couchez vous sur le côté droit
   Lie on your right side

4. Couchez vous sur le côté gauche
   Lie on your left side

5. La tête ici, s'il vous plait
   Put your head here, please

6. Je vous montre comment faire le mouvement.
   I will show you what the movement should look like

7. Je fais le mouvement, vous laissez le bras détendu
I will do the movement, relax your arm

8. Je fais le mouvement, vous laissez la jambe détendue
I will do the movement, relax your leg

9. Maintenant, appuyez/poussez contre ma pression
Press against my resistance now

10. Ouvrez les doigts et la main
Open your hand and extend your fingers

11. Fermez les doigts et la main
Close your hand aroung mine

12. Tendez le coude
Extend your arm

13. Pliez le coude
Bend your elbow

14. Levez la jambe
Put your leg up

15. Baissez la jambe
Put your leg down

16. Contractez la jambe dans cette direction
Tense your leg in this direction

17. Pliez le genou
Bend your knee

18. Tendez le genou
Extend your knee

19. Pliez la hanche
Bend your hips

20. Tendez la hanche
Extend your hips

21. Détendez vous / détendez vos muscles
Relax

22. Plus
More

23. Moins
   Less

24. Plus fort
   Harder

25. Moins fort
   Softer

26. Moins vite
   Slower

27. Plus vite
   Faster

28. Appuyez, poussez vers le haut
   Press upward

29. Appuyez, poussez vers le bas
   Press downward

30. Maintenant dans l'autre direction
   Now in the other direction

31. En direction de l'épaule de l'autre côté
Towards your opposite shoulder

32. En direction de la hanche de l'autre côté
Towards your opposite hip

33. Vers l'oreille
Towards the ear

34. Vers le nez
Towards the nose

35. Vers la fenêtre
Towards the window

36. Vers la porte
Towards the door

37. Vers le mur
Towards the wall

38. Vers l'horloge
Towards the clock

Mulligan

Mulligan

1. Montrez moi quel mouvement vous provoque des douleurs

Show me which movement causes the pain

2. Détendez vous / restez détendu

Relax

3. Maintenant, recommencez le mouvement.

Repeat the movement once more

4. C'est mieux?

Is it better?

5. Avez-vous des douleurs en montant les escaliers?

Do you have pain going upstairs?

6. Avez-vous des douleurs en descendant les escaliers?

Do you have pain going downstairs?

7. C'est mieux comme ça?

Is it better like this?

8. Vous ne devez pas avoir de douleurs, si ça fait mal, dites stop.

You are not supposed to be in pain. Please say Stop if it hurts

9. Si la ceinture vous fait mal, je peux mettre un petit coussin entre vous et la ceinture.

If the strap hurts, I can put a pad between you and the strap

10. Vous pouvez faire cet exercice à la maison avec une serviette.

You can do this exercise with a towel at home

11. Vous pouvez faire cet exercice à la maison avec une bande élastique.

You can do this exercise at home with an elastic band

12. Vous pouvez faire cet exercice à la maison avec un baton.

You can do this exercise at home with a stick

13. Vous pouvez acheter la balle dans un magasin de sport.

The ball can be purchased at a sporting goods store

14. Vous pouvez acheter la bande élastique dans un magasin de sport.

The elastic band can be purchased at a sporting goods store

15. Elle doit être rouge

It should be red

16. Elle doit être verte.

It should be green

Exercices

Exercises

1. Pliez
Bend

2. Tendez
Extend

3. Contractez vos muscles
Flex

4. Détendez vos muscles
Relax

5. Le postérieur en arrière
Move your buttocks backwards

6. Contractez vos abdominaux / gardez les abdominaux contractés
Tense your abdomen / do not relax

7. Restez comme ça quelques secondes, ensuite détendez vos muscles

Remain like this for a few seconds, then relax

8. Il ne doit y avoir aucun mouvement.

Do not move

9. Ceci est pour la coordination

This is for your coordination

10. Faites trois séries à 10 répétitions

Do 3 sets with 10 repetitions

11. Faites trois séries à 15 répétitions

Do 3 sets with 15 repetitions

12. Faites trois séries à 20 répétitions

Do 3 sets with 20 repetitions

13. Faites trois séries à 30 répétitions

Do 3 sets with 30 repetitions

14. Faites une pause entre les séries

Take a break between the sets

15. Quelques secondes
A few seconds

16. Quelques minutes
A few minutes

17. Combien
How many

18. Une fois par semaine
Once a week

19. Deux fois par semaine
Twice a week

20. Trois fois par semaine
Three times a week

21. Une fois par jour
Once a day

22. Deux fois par jour
Twice a day

23. Trois fois par jour

Three times a day

24. Faites l'exercice devant le miroir

Do the exercise while standing in front of a mirror

25. Asseyez vous devant le miroir

Sit in front of the mirror

26. Restez debout devant le miroir

Stand in front of the mirror

27. Ceci est pour la musculation

This is for strengthening

28. Faites le tous les jours à la maison

Do it at home every day

29. Faites les exercices devant le miroir pour pouvoir corriger les erreurs.

Do the exercise in front of the mirror so that you can correct yourself

30. Cela ne doit pas arriver
This is not supposed to happen

31. Comme ça, c'est faux
This is wrong

32. Comme ça, c'est bien
This is correct

33. Lentement
Slow

34. Plus lentement
Slower

35. Vite
Fast

36. Plus vite
Faster

37. Pas de mouvements brusques
Don't jerk

38. Vous ne devez pas avoir de douleurs pendant des exercices.

Your are not supposed to be in pain during the exercise

39. Si vous avez des douleurs pendant les exercices, ne les faites plus et dites le moi la prochaine fois

If you are in pain doing the exercise please stop and tell me next time you are here.

40. Avez-vous fait les exercices?

Did you do the exercises?

41. Avez-vous eu des douleurs?

Did you feel any pain?

42. Montrez moi où vous avez eu des douleurs

Show me where it hurt?

43. Montrez moi comment vous faites l'exercice.

Show me how you do the exercises?

44. Tenez vous debout sur la jambe droite

Stand on your right leg

45. Tenez vous debout sur la jambe gauche
Stand on your left leg

46. Tenez vous debout sur une jambe
Stand on one leg

47. Ceci est pour l'équilibre
This is for balance

48. Essayez de ne pas tanguer
Try not to move

49. Essayez d'intégrer ce mouvement dans votre quotidien
Try to include this exercise in your daily routine

Reprise de la marche

Gait training

1. Tenez vous droit(e)
Stand straight

2. Faites des pas plus petits
Take smaller steps

3. Faites des pas plus grands
Take bigger steps

4. Faites des pas réguliers
Take regular steps

5. Roulez bien le pied
Roll your foot from heel to toe

6. D'abord le talon, ensuite le pied roule et se propulse en avant avec la pointe du pied

First on your heel, roll your foot, then press your foot forward to your toes

7. Les béquilles accompagnent toujours la jambe malade

The crutch goes on the same side as your injured leg

8. Laissez les bras détendus le long du corps

Swing your arms loosely by your body

Drainage lymphatique

Lymphatic drainage

1. On ne doit pas vous faire de prise de sang ou prendre votre tension à ce bras.

The blood pressure cannot be taken on this arm nor can blood be drawn

2. Vous devez faire attention à ne pas vous blesser

Preferably you should not get hurt

3. Vous ne devez pas prendre de bain brûlant ou prendre de bain de soleil

You are not allowed to take a hot bath or lie in the sun for too long

4. Si vous remarquez une éruption cutanée, rendez vous immédiatement chez le médecin.

If you have a painful rash, see a doctor immediately

5. surélevez les jambes souvent, plusieurs fois par jour.

Put your legs up multiple times per day

6. Surélevez la jambe souvent, plusieurs fois par jour.

Put your leg up several times a day

7. Surélevez le bras souvent, plusieurs fois par jour.

Put your arm up multiple times a day

8. Avez-vous un bas de compression?

Do you have a surgical stocking?

9. Avez-vous des bas de compression?

Do you have surgical stockings?

10. Vous devez porter le bas tous les jours.

You have to wear the stocking every day

11. Vous devez porter les bas tous les jours.

You have to wear the stockings every day

12. Vous devez porter le bas jour et nuit.

You have to wear the stocking night and day

13. Vous devez porter les bas jour et nuit.

You have to wear the stockings night and day

14. Vous ne devez pas porter de vêtements trop serrés.

You shouldn't wear tight-fitting clothes

15. Couchez vous sur le dos

lie on your back

16. Tournez vous sur le ventre

lie on your stomach

17. Pouvez-vous vous coucher sur le ventre ou préfèrez vous vous assoir?

Can you lie on your stomach or would your rather sit?

18. Assis(e)?

Sit?

19. Pliez la jambe et posez le pied sous le genoux

Put one leg up

20. Pliez les jambes et posez les pieds sous les genoux
Put both legs up

21. Rapprochez vous un peu de moi
Slide a little towards me

22. Mettez vous un peu plus à gauche
Slide to the left

23. Mettez vous un peu plus à droite
Slide to the right

24. Mettez vous un peu plus haut
Slide up

25. Mettez vous un peu plus bas
Slide down

26. Ça fait mal?
Does it hurt?

27. Ça ne doit pas faire mal
It shouldn't hurt

Electrothérapie

Electrotherapy

1. Je vais poser deux électrodes
   I will attach 2 electrodes

2. Je vais poser quatre électrodes
   I will attach 4 electrodes

3. Il n'y a pas encore de courant électrique
   There is no electricity yet

4. Je monte un peu la puissance électrique
   I will increase the electricity slowly

5. Dites le moi, dès que vous sentez l'électricité
   Tell me, as soon as you feel the electricity

6. Sentez vous l'électricité?
   Do you feel the electricity?

7. Ça doit être agréable

It should be comfortable

8. Est-ce agréable?

Is it comfortable?

9. Vous ne devez sentir qu'un léger courant électrique

You should feel the electricity only slightly

10. Je baisse maintenant la puissance électrique jusqu'à ce que vous ne sentiez plus le courant.

I will turn down the electricity until you can't feel it anymore

11. Cela va durer environ dix minutes

It will take about 10 minutes

12. Cela va durer environ quinze minutes

It will take about 15 minutes

13. Cela va durer environ vingt minutes

It will take about 20 minutes

14. Lorsque c'est terminé, je reviens enlever les électrodes.

I will take off the electrodes once it is finished

15. S'il y a un problème, appelez moi.

If you have a problem, call me

16. Je suis à côté

I will be next-door

Rééducation du périnée

Pelvic floor exercises

Court

1. Le périnée est un muscle qui se situe entre le pubis et le coccys.

The pelvic floor is the muscle between your pubic bone and your tailbone

2. Sa fonction principale est de fermer les ouvertures qui s'y trouvent.

Its function is mainly to close the openings there

3. Il travaille avec les muscles abdominaux et le diaphragme.

It works together with you abdominal muscles and your diaphragm

4. C'est pour cela que ces muscles doivent aussi travailler pour remuscler le périnée.

In order to strengthen your pelvic floor you have to use these muscles as well

5. Essayez de contracter le périnée en faisant comme si vous deviez aller aux toilettes mais que vous ne pouviez pas.

Try to tense your pelvic floor, acting like have to use the bathroom but you can't go

Long

1. Le Périnée est le muscle situé entre les os coxaux latéraux (les os sur lesquels on s'assoit) le coccyx et le pubis.

The pelvic floor is the muscle between ischial tuberosities, pubic and tailbone

2. La fonction principale du périnée est le contrôle de la continence. Grâce à un entrainement régulier, vous pourrez éviter une incontinence ou améliorer la situation dans le cas d'une incontinence déjà présente.

The pelvic floor helps to control the function of urinating and bowel movement. With regular training you can prevent incontinence or lessen exiting problems

3. Le périnée protège et soutient les organes situés dans le bassin. C'est pour cette raison qu'un entrainement du périnée permet d'éviter une descente d'organes.

In addition, the pelvic floor holds and supports the organs in your abdomen. That's why regular pelvic floor training works against prolapse problems

4. Afin de fonctionner correctement, le périnée travaille avec les muscles abdominaux et le diaphragme, le muscle respiratoire le plus important.

To fulfill these functions, the pelvic floor works with the abdominal muscles and the diaphragm, which is the most important respiratory muscle

5. C'est pour cette raison qu'il faut faire travailler ces muscles afin de remuscler le périnée.

In order to strengthen your pelvic floor you have to use these muscles as well

6. Essayez de contracter votre périnée en vous imaginant que vous fermer votre anus et votre vagin.

Try to tighten your pelvic floor, imagining closing your vagina and anus

7. Essayeź de contracter votre périnéé en le contractant comme si vous aviez besoin d'aller aux toilettes mais que vous ne pouviez pas.

Try to tighten your pelvic floor, acting like have to use the toilet ⬜but you can't go

8. Inspirez profondément, contractez votre ventre et expirez en même temps.

Inhale deeply. Exhale slowly tensing your abdominal muscles

9. Je vous montre et ensuite vous le faites.

I will show you, and then you do it

Thérapie respiratoire

breathing therapy

1. Inspirez par le nez
   Inhale through your nose

2. Expirez par la bouche
   Exhale through your mouth

3. Je vous montre, ensuite vous le faites.
   I will show you, and then you do it

4. Lentement
   Slowly

5. Plus lentement
   Slower

6. Vite
   Fast

7. Plus vite
Faster

8. Profondément
Deeply

9. Plus profondément
Deeper

10. Superficiellement
Casual

11. Moins profondément
More casually

12. Respirez plus dans le ventre
Inhale more into your abdomen

13. Le ventre doit devenir plus gros lorsque vous inspirez
Your abdomen should expand when inhaling

14. Posez vos mains sur le ventre

Put your hands on your abdomen

15. Posez vos mains sur la cage thoracique

Put your hands on your ribcage

16. Votre ventre doit faire bouger vos mains lorsque vous inspirez

Your hands should be moving on your abdomen when inhaling

Pratique

Useful

1. Bonjour
Hello

2. Au revoir
Goodbye

3. S'il vous plaît
Please

4. Merci
Thank you

5. Restez relaxé
Relax

6. C'est douloureux?
Does it hurt?

7. C'est mieux comme cela?

Is it better now?

8. Plus fort?

Harder?

9. Oui

yes

10. Non

no

11. Je suis désolé, je ne comprends pas

I'm sorry, I can't understand you

Français => Allemand

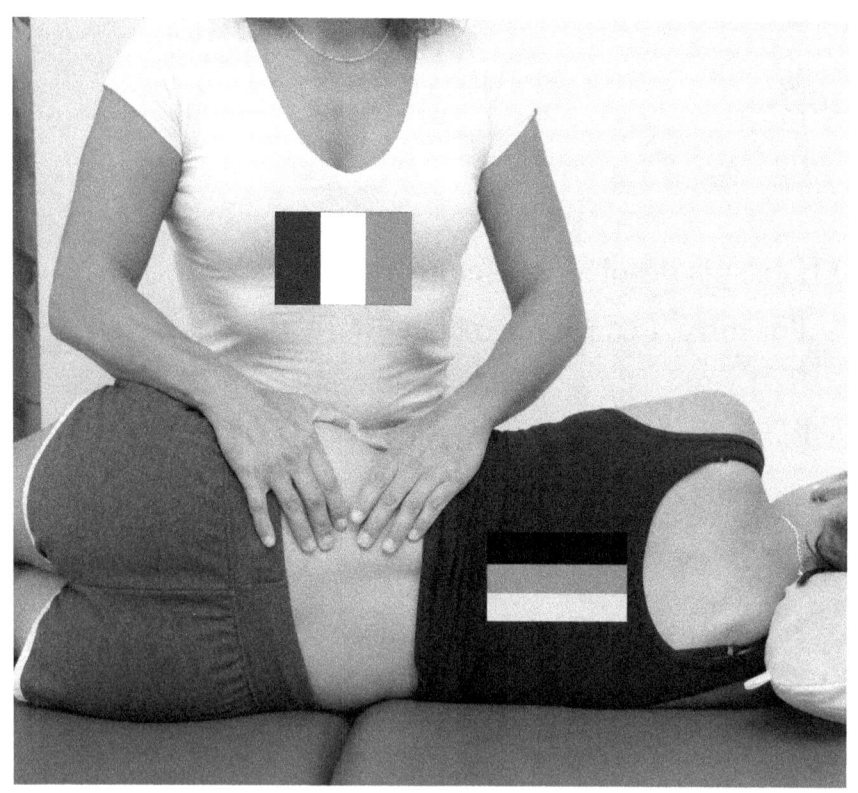

Réception

Empfang

1. Bonjour

Guten Tag

2. Je suis...

Ich heiße...

3. Avez-vous une ordonnance?

Haben Sie ein Rezept vom Arzt?

4. OUI

JA

5. NON

NEIN

6. Avez-vous une carte vitale?

Haben Sie Ihre Versicherungskarte?

7. Pouvez-vous apporter votre carte vitale la prochaine fois?

Können Sie das nächste mal die Karte bringen?

8. Pouvez-vous m'écrire votre numéro de téléphone, s'il vous plait?

Können Sie mir bitte Ihre Telefonnummer aufschreiben?

9. Il y a une erreur sur l'ordonnance, vous devez retourner chez le medecin pour qu'il la corrige.

Da ist ein Fehler beim Rezept, Sie müssen wieder zum Arzt damit er Ihnen ein neues Rezept gibt.

10. Avez-vous un rapport du médecin / des radios, des tomographies?

Haben Sie einen Bericht / Röntgen, CT-Bilder vom Arzt?

11. Pouvez-vous amener les radios, les tomographies la prochaine fois?

Können Sie das nächste Mal die Bilder, den Bericht mitnehmen?

12. Voici vos rendez-vous

Da sind Ihre Termine

13. Si les rendez-vous ne vous conviennent pas, dites le moi

Wenn die Termine für Sie nicht gehen, sagen Sie es mir.

14. Ça ne va pas?

Da geht es nicht?

15. Pas ce jour là?

An dem Tag nicht?

16. Plutôt le matin

Lieber Vormittags

17. Plutôt l'après-midi

Lieber Nachmittags

18. Lundi

Montag

19. Mardi

Dienstag

20. Mercredi
Mittwoch

21. Jeudi
Donnerstag

22. Vendredi
Freitag

23. Samedi
Samstag

24. Dimanche
Sonntag

25. Je suis désolée, vous êtes en avance
Es tut mir Leid, Sie sind zu früh

26. Je suis désolée, vous êtes en retard
Es tut mir Leid, Sie sind zu spät

27. Ce n´est pas possible cette semaine
Diese Woche geht es nicht

28. Ce n´est pas possible aujourd'hui
  Heute geht es nicht

29. A partir de la semaine prochaine
  Erst nächste Woche

30. A partir du mois prochain
  Erst nächsten Monat

31. La / le thérapeute est en vacances
  Die Therapeutin / der Therapeut ist in Urlaub

32. La / le thérapeute est malade
  Die Therapeutin / der Therapeut ist krank

33. Voulez vous un autre thérapeute ?
  Wollen Sie zum anderen Therapeut ?

34. OUI
  JA

35. NON
  NEIN

36. Voulez vous avoir le / la même thérapeute?

Wollen Sie bei demselben Therapeut / derselben Therapeutin bleiben?

37. Voulez vous attendre que le / la thérapeute revienne?

Wollen sie warten bis der Therapeut / die Therapeutin wieder da ist?

38. Voici votre facture.

Hier ist Ihre Rechnung.

39. Voulez vous payer maintenant ?

Wollen Sie jetzt Zahlen?

40. Voulez vous payer contant?

Wollen Sie bar zahlen?

Anamnese

Anamnese

1. **Deshabillez vous s'il vous plait**
   Ziehen Sie sich aus bitte

2. **Pouvez-vous enlevez votre haut?**
   Können Sie Ihr Oberteil ausziehen?

3. **Pouvez-vous enlever votre pantalon?**
   Können Sie Ihre Hose ausziehen?

4. **Pouvez-vous enlever votre jupe?**
   Können Sie ihren Rock ausziehen?

5. **Avez-vous des douleurs?**
   Haben Sie Schmerzen?

6. **Oui**
   Ja

7. Non

Nein

8. Montrez moi où vous avez des douleurs

Zeigen Sie mir wo Sie Schmerzen haben

9. Où sont vos douleurs ?

Wo haben Sie Schmerzen?

10. Les douleurs se diffusent-elles dans le bras?

Strahlen Sie in den Arm aus?

11. Les douleurs se diffusent-elles dans la jambe?

Strahlen Sie in das Bein aus?

12. Où les douleurs se diffusent ?

Bis wohin strahlen die Schmerzen?

13. Montrez moi

Zeigen Sie es mir

14. Avez-vous des zones insensibles?

Haben Sie Taubheitsgefühle?

15. Où?

Wo?

16. Avez-vous des paralysies, faiblesses musculaires?

Haben Sie Lähmungserscheinungen?

17. Avez-vous des fourmis?

Haben Sie Ameisenlaufen?

18. Où?

Wo?

19. Depuis quand?

Seit wann?

20. Depuis plusieurs jours

Seit Tagen

21. Depuis plusieurs semaines

Seit Wochen

22. Depuis plusieurs mois

Seit Monaten

23. Depuis plusieurs années
Seit Jahren

24. Comment est la douleur?
Wie ist der Schmerz?

25. Lancinante
Stechend

26. Diffuse
Dumpf

27. Par élancements
Ziehend

28. La douleur a-t-elle commencé doucement?
Ist der Schmerz langsam entstanden?

29. La douleur a-t-elle commencé d'un seul coup?
Ist der Schmerz schnell entstanden?

30. La douleur persiste-t-elle longtemps?
Hält der Schmerz lange?

31. Plusieurs secondes
Mehrere Sekunden

32. Plusieurs minutes
Mehrere Minuten

33. Plusieurs heures
Mehrere Stunden

34. Plusieurs jours
Mehrere Tage

35. Avez-vous eu un accident?
Hatten Sie einen Unfall?

36. Avez-vous déjà recu des soins ?
Sind Sie schon behandelt worden?

37. Oui
Ja

38. non
Nein

39. Faites vous de l'hypertension?

Haben sie Bluthochdruck?

40. Avez-vous le diabète?

Haben Sie Diabetis?

41. Avez-vous des vertiges?

Ist Ihnen schwindelig?

42. Etes vous enceinte?

Sind Sie schwanger?

43. Depuis combien de mois?

Im wievielten Monat?

44. Prenez vous des antidouleurs?

Nehmen Sie Schmerzmittel?

45. Prenez vous des anticoagulants? / des médicaments?

Nehmen Sie Blutverdünnungsmedikamente / Medikamente ?

46. Avez-vous des problèmes de thyroide?
Haben Sie Probleme mit der Schilddrüse?

47. Avez-vous des problèmes cardiaques?
Haben Sie Herzprobleme?

48. Avez-vous des maux de tête?
Haben Sie Kopfschmerzen?

49. Vous êtes vous fait opérer?
Sind Sie operiert worden?

50. Quand vous êtes vous fait opérer?
Wann sind Sie operiert worden?

51. Il y a quelques jours
Vor Tagen

52. Il y a quelques mois
Vor Monaten

53. Il y a quelques années
Vor Jahren

54. Vous devez aller chez le médecin

Sie müssen zum Arzt gehen

55. Avez-vous des douleurs liées à une activité / pendant une activité?

Haben Sie Schmerzen bei Belastung?

56. Avez-vous des douleurs au repos?

Haben Sie Ruheschmerzen?

57. Quand les douleurs sont-elles maximales?

Wann sind die Schmerzen am schlimmsten?

58. Le matin

Morgens

59. Le soir

Abends

60. La nuit

Nachts

61. Toujours pareil

Immer gleich

62. **En marchant quand ça monte**
Beim Gehen aufwärts

63. **En marchant quand ça descend**
Beim Gehen abwärts

64. **En montant les escaliers**
Beim Treppenhochsteigen

65. **En descendant les escaliers**
Beim Treppenruntersteigen

66. **Quand vous restez assis(e) longtemps?**
Beim langen Sitzen?

67. **Après être resté assis(s) longtemps?**
Nach langem Sitzen?

68. **Lors de très petits mouvements?**
Bei kleinen Bewegungen?

69. **Êtes vous allé(e) à l'hôpital/ en cure?**
Waren Sie im Krankenhaus /Kur?

70. Combien de temps?
Wie lange?

71. Plusieurs jours
MehrereTage

72. Plusieurs semaines
Mehrere Wochen

73. Plusieurs mois
Mehrere Monate

74. Quand êtes vous sorti(e) de l'hôpital?
Wann sind Sie vom Krankenhaus entlassen worden?

75. Hier
Gestern

76. Avant-hier
Vorgestern

77. Il y a quelques jours
vor ein Paar Tagen

78. Combien ?

Wieviele ?

79. Il y a quelques semaines

Vor ein Paar Wochen

80. Il y a quelques mois

Vor ein Paar Monaten

Massage

Massage

1. **Vous pouvez vous déshabiller**
   Ziehen Sie sich aus bitte

2. **Pouvez-vous enlever votre haut?**
   Können Sie Ihr Oberteil ausziehen?

3. **Pouvez-vous enlever votre pantalon?**
   Können Sie Ihre Hose ausziehen?

4. **Pouvez-vous enlever votre jupe?**
   Können Sie ihren Rock ausziehen?

5. **Couchez vous sur le dos**
   Legen Sie sich auf den Rücken

6. **Couchez vous sur le ventre**
   Legen Sie sich auf den Bauch

7. Couchez vous sur le côté droit
Legen Sie sich auf die rechte Seite

8. Couchez vous sur le côté gauche
Legen Sie sich auf die linke Seite

9. La tête ici, s'il vous plait
Kopf hier, bitte

10. Voulez vous une couverture?
Wollen Sie eine Decke?

11. Avez-vous froid
Ist Ihnen kalt ?

12. Avez-vous trop chaud?
Ist Ihnen zu warm?

13. Mettez votre bras drois en bas
Legen Sie den rechten Arm runter

14. Mettez votre bras droit en haut
   Legen Sie den rechten Arm hoch

15. Mettez votre bras droit le long du corps
   Legen Sie den rechten Arm am Körper entlang

16. Mettez votre bras gauche en bas
   Legen Sie den linken Arm runter

17. Mettez votre bras gauche en haut
   Legen Sie den linken Arm hoch

18. Mettez votre bras gauche le long du corps
   Legen Sie den linken Arm am Körper entlang

19. Asseyez vous, s'il vous plait
   Setzen Sie sich hin, bitte

20. Détendez vos épaules
   Schulter locker lassen

21. Regardez devant vous

Nach vorne schauen

22. Ça fait mal?

Tut es weh?

23. Est-ce que je vous fais mal?

Tue ich Ihnen weh?

24. Montrez moi ou ça fait mal

Zeigen Sie mir wo es weh tut

25. Est-ce-que la pression est bonne / est-ce que j'appuie bien?

Ist der Druck gut?

26. OUI ?

JA ?

27. NON?

NEIN?

28. Plus fort ?

Stärker ?

29. moins fort?

Schwächer ?

30. C'est mieux?

Besser?

31. C'est moins bien?

Schlechter?

Thérapie manuelle

Manuelle Therapie

Diagnostic
Befund

1. **Vous pouvez vous déshabiller**
   Ziehen Sie sich aus bitte

2. **Pouvez-vous enlever votre haut?**
   Können Sie Ihr Oberteil ausziehen?

3. **Pouvez-vous enlever votre pantalon?**
   Können Sie Ihre Hose ausziehen?

4. **Pouvez-vous enlever votre jupe?**
   Können Sie ihren Rock ausziehen?

5. **Où Avez-vous mal / des douleurs?**
   Wo haben Sie Schmerzen?

6. Est-ce-que vous allez mieux depuis la dernière thérapie?

Ist es besser geworden seit der letzten Behandlung?

7. Est-ce moins bien qu'avant?

Ist es schlechter geworden?

8. Avez-vous plus de douleurs maintenant?

Haben Sie jetzt mehr Schmerzen?

9. Avez-vous moins de douleurs maintenant?

Haben Sie jetzt weniger Schmerzen?

10. Où sont les douleurs maintenant / où Avez-vous mal maintenant

Wo sind jetzt die Schmerzen?

11. Tenez vous sur une jambe

Stehen Sie auf ein Bein

12. Maintenant, tenez vous sur l'autre jambe

Jetzt auf das andere Bein stehen

13. Tenez vous debout seulement sur les talons
Stehen Sie auf die Fersen

14. Tenez vous debout sur la pointes des pieds
Stehen Sie auf die Fußspitzen

15. Asseyez vous
Setzen Sie sich hin

16. Faites le dos rond
Machen Sie sich rund

17. Mettez la tête en avant / posez le menton sur votre sternum
Kopf einrollen

18. Ça tire?
zieht es?

19. Ça fait mal / C'est douloureux?
Ist es schmerzhaft?

20. C'est moins douloureux comme ça?
So weniger ?

21. C'est plus douloureux comme ça?
So mehr?

22. C'est mieux ?
Besser ?

23. C'est pire?
schlechter?

24. Soulevez la tête
Heben Sie den Kopf

25. Regardez en l'air
Kopf nach oben / nach oben schauen

26. Regardez vers le bas / baissez la tête
Kopf nach unten / nach unten schauen

27. Tournez la tête à gauche

Kopf nach links drehen

28. Tournez la tête à droite

Kopf nach rechts drehen

29. Penchez la tête à gauche

Kopf nach links neigen

30. Penchez la tête à droite

Kopf nach rechts neigen

31. Détendez / restez détendu(e)

Locker lassen

32. N´essayez pas de m'aider, je fais le mouvement, vous restez détendu(e)

Nicht helfen, ich mache die Bewegung, Sie lassen locker

33. Levez les bras
Arme hoch

34. Levez le bras droit
Rechter Arm hoch

35. Baissez le bras droit
Rechter Arm runter

36. Levez le bras gauche
Linker Arm hoch

37. Baissez le bras gauche
Linker Arm runter

38. Pliez la jambe
Bein beugen

39. Tendez la jambe
Bein strecken

40. Pliez le genou
Knie beugen

41. Tendez le genou
 Knie strecken

42. Levez la jambe
 Bein heben

<u>Thérapie</u>
<u>Behandlung</u>

43. Couchez vous sur le dos
 Legen Sie sich auf den Rücken

44. Couchez vous sur le ventre
 Legen Sie sich auf den Bauch

45. Couchez vous sur le côté droit
 Legen Sie sich auf die rechte Seite

46. Couchez vous sur le côté gauche
 Legen Sie sich auf die linke Seite

47. La tête ici, s'il vous plait
 Kopf hier, bitte

48. Asseyez vous
Setzen Sie sich hin

49. Faites le mouvement avec moi.
Machen Sie die Bewegung leicht mit.

50. Poussez contre ma pression
Drücken Sie gegen meinen Widerstand

51. Poussez plus fort
Drücken Sie stärker

52. Poussez moins fort
Drücken Sie leichter

53. Ceci est un exercice à faire à la maison
Das ist eine Übung für Zuhause

54. Pliez les jambes et posez les pieds sous les genoux
Beine aufstellen

55. Contractez les muscles du ventre / faites marcher vos abdominaux
Bauch anspannen

56. Contractez les muscles fessiers
Po anspannen

57. Contractez les muscles des jambes
Beine anspannen

58. Contractez les muscles des bras
Arme anspannen

59. Détendez vos muscles / vous
Entspannen

60. Il est possible que ça fasse un peu mal
Es kann sein, dass es ein Bißchen weh tut

61. Je vous montre, ensuite vous le faites
Ich zeige es Ihnen, dann machen Sie es nach

62. Faites trois séries à 10 répétitions
Machen Sie 3 Serien à 10 Wiederholungen

63. Faites trois séries à 15 répétitions
Machen Sie 3 Serien à 15 Wiederholungen

64. Faites trois séries à 20 répétitions
Machen Sie 3 Serien à 20 Wiederholungen

65. Faites trois séries à 30 répétitions
Machen Sie 3 Serien à 30 Wiederholungen

66. Une fois par semaine
1 mal die Woche

67. Deux fois par semaine
2 mal die Woche

68. Trois fois par semaine
3 mal die Woche

69. Une fois par jour
1 mal pro Tag

70. Deux fois par jour
2 mal pro Tag

71. Trois fois par jour
3 mal pro Tag

72. Faites l'exercice devant le miroir

Machen Sie die Übung vor dem Spiegel

73. Asseyez vous devant le miroir

Sitzen Sie vor dem Spiegel

74. Restez debout devant le miroir

Stehen sie vor dem Spiegel

75. Ça ne doit pas faire mal

Das darf nicht weh tun

76. Ça ne doit pas arriver

Das darf nicht passieren

Facilitation neuromusculaire par la proprioception

PNF

1. Couchez vous sur le dos
Legen Sie sich auf den Rücken

2. Couchez vous sur le ventre
Legen Sie sich auf den Bauch

3. Couchez vous sur le côté droit
Legen Sie sich auf die rechte Seite

4. Couchez vous sur le côté gauche
Legen Sie sich auf die linke Seite

5. La tête ici, s'il vous plait
Kopf hier, bitte

6. Je vous montre comment faire le mouvement.
Ich zeige Ihnen wie die Bewegung aussehen soll

7. **Je fais le mouvement, vous laissez le bras détendu**

   Ich mache die Bewegung, Sie lassen den Arm locker

8. **Je fais le mouvement, vous laissez la jambe détendue**

   Ich mache die Bewegung, Sie lassen das Bein locker

9. **Maintenant, appuyez/poussez contre ma pression**

   Jetzt drücken Sie gegen meinen Widerstand

10. **Ouvrez les doigts et la main**

    Finger, Hand aufmachen

11. **Fermez les doigts et la main**

    Finger, Hand zumachen

12. **Tendez le coude**

    Ellbogen strecken

13. **Pliez le coude**

    Ellbogen beugen

14. **Levez la jambe**

    Bein hoch

15. Baissez la jambe

Bein runter

16. Contractez la jambe dans cette direction

Bein in die Richtung anspannen

17. Pliez le genou

Knie beugen

18. Tendez le genou

Knie strecken

19. Pliez la hanche

Hüfte beugen

20. Tendez la hanche

Hüfte strecken

21. Détendez vous / détendez vos muscles

Entspannen / locker lassen

22. Plus

Mehr

23. Moins
Weniger

24. Plus fort
Stärker

25. Moins fort
Schwächer

26. Moins vite
Langsamer

27. Plus vite
Schneller

28. Appuyez, poussez vers le haut
Nach oben drücken

29. Appuyez, poussez vers le bas
Nach unten drücken

30. Maintenant dans l'autre direction
Jetzt in die andere Richtung

31. En direction de l'épaule de l'autre côté
Richtung gegenüberliegende Schulter

32. En direction de la hanche de l'autre côté
Richtung gegenüberliegende Hüfte

33. Vers l'oreille
Richtung Ohr

34. Vers le nez
Richtung Nase

35. Vers la fenêtre
Richtung Fenster

36. Vers la porte
Richtung Tür

37. Vers le mur
Richtung Wand

38. Vers l'horloge
Richtung Uhr

Mulligan

Mulligan

1. **Montrez moi quel mouvement vous provoque des douleurs**
   Zeigen Sie mir bei welcher Bewegung sie Schmerzen haben

2. **Détendez vous / restez détendu**
   Lassen Sie locker

3. **Maintenant, recommencez le mouvement.**
   Machen Sie jetzt die Bewegung noch einmal

4. **C'est mieux?**
   Ist es besser?

5. **Avez-vous des douleurs en montant les escaliers?**
   Haben Sie Schmerzen bei Treppenhochsteigen ?

6. **Avez-vous des douleurs en descandant les escaliers?**
   Haben Sie Schmerzen bei Treppenruntersteigen ?

7. C'est mieux comme ça?

Ist es besser so?

8. Vous ne devez pas avoir de douleurs, si ça fait mal, dites stop.

Sie dürfen keine Schmerzen haben, wenn es weh tut sagen Sie Stopp!

9. Si la ceinture vous fait mal, je peux mettre un petit coussin entre vous et la ceinture.

Wenn der Gurt weh tut lege ich ein Polster zwischen Ihnen und dem Gurt.

10. Vous pouvez faire cet exercice à la maison avec une serviette.

Daheim können Sie diese Übung mit einem Handtuch machen

11. Vous pouvez faire cet exercice à la maison avec une bande élastique.

Daheim können Sie diese Übung mit einem Theraband machen

12. Vous pouvez faire cet exercice à la maison avec un baton.

Daheim können Sie diese Übung mit einem Stab machen

13. Vous pouvez acheter la balle dans un magasin de sport.

Den Ball können Sie im Sportgeschäft kaufen.

14. Vous pouvez acheter la bande élastique dans un magasin de sport.

Das Theraband können Sie im Sportgeschäft kaufen.

15. Elle doit être rouge

Es soll rot sein

16. Elle doit être verte.

Es soll grün sein

Exercices

Übungen

1. Pliez
Beugen

2. Tendez
Strecken

3. Contractez vos muscles
Anspannen

4. Détendez vos muscles
Entspannen

5. Le postérieur en arrière
Gesäß nach hinten

6. Contractez vos abdominaux / gardez les abdominaux contractés
Bauch anspannen / angespannt lassen

7. Restez comme ça quelques secondes, ensuite détendez vos muscles

Bleiben Sie so ein Paar Sekunden, dann entspannen

8. Il ne doit y avoir aucun mouvement.

Es darf keine Bewegung stattfinden

9. Ceci est pour la coordination

Das ist für die Koordination

10. Faites trois séries à 10 répétitions

Machen Sie 3 Serien à 10 Wiederholungen

11. Faites trois séries à 15 répétitions

Machen Sie 3 Serien à 15 Wiederholungen

12. Faites trois séries à 20 répétitions

Machen Sie 3 Serien à 20 Wiederholungen

13. Faites trois séries à 30 répétitions

Machen Sie 3 Serien à 30 Wiederholungen

14. Faites une pause entre les séries

Machen Sie Pause zwischen den Serien

15. Quelques secondes

Ein Paar Sekunden

16. Quelques minutes

Ein Paar Minuten

17. Combien

Wieviel?

18. Une fois par semaine

1 mal die Woche

19. Deux fois par semaine

2 mal die Woche

20. Trois fois par semaine

3 mal die Woche

21. Une fois par jour

1 mal pro Tag

22. Deux fois par jour

2 mal pro Tag

23. Trois fois par jour
   3 mal pro Tag

24. Faites l'exercice devant le miroir
   Machen Sie die Übung vor dem Spiegel

25. Asseyez vous devant le miroir
   Sitzen Sie vor dem Spiegel

26. Restez debout devant le miroir
   Stehen sie vor dem Spiegel

27. Ceci est pour la musculation
   Das ist für die Kräftigung

28. Faites le tous les jours à la maison
   Zuhause jeden Tag machen

29. Faites les exercices devant le miroir pour pouvoir corriger les erreurs.
   Machen Sie die Übungen vor dem Spiegel damit Sie sich korrigieren können

30. Cela ne doit pas arriver
Das darf nicht passieren

31. Comme ça, c'est faux
Das ist falsch

32. Comme ça c'est bien
So ist es richtig

33. Lentement
Langsam

34. Plus lentement
Langsamer

35. Vite
Schnell

36. Plus vite
Schneller

37. Pas de mouvements brusques
Nicht ruckartig

38. Vous ne devez pas avoir de douleurs pendant des exercices.

Sie dürfen keine Schmerzen bei den Übungen haben.

39. Si vous avez des douleurs pendant les exercices, ne les faites plus et dites le moi la prochaine fois

Wenn Sie Schmerzen haben, während Sie die Übungen machen, lassen Sie die Übung sein und sagen es mir das nächste Mal.

40. Avez-vous fait les exercices?

Haben Sie die Übungen gemacht?

41. Avez-vous eu des douleurs?

Haben Sie dabei Schmerzen gehabt?

42. Montrez moi où vous avez eu des douleurs

Zeigen Sie mir wo Sie Schmerzen hatten

43. Montrez moi comment vous faites l'exercice.

Zeigen Sie mir wie Sie die Übung machen.

44. Tenez vous debout sur la jambe droite

Stehen sie auf dem rechten Bein

45. Tenez vous debout sur la jambe gauche

Stehen sie auf dem linken Bein

46. Tenez vous debout sur une jambe

Stehen sie auf einem Bein

47. Ceci est pour l'équilibre

Das ist für das Gleichgewicht

48. Essayez de ne pas tanguer

Versuchen Sie nicht zu wackeln

49. Essayez d'intégrer ce mouvement dans votre quotidien

Diese Bewegung können Sie in den Alltag einbauen

Reprise de la marche

Gangschule

1. Tenez vous droit(e)
Stehen Sie gerade

2. Faites des pas plus petits
Machen Sie kleinere Schritte

3. Faites des pas plus grands
Machen Sie größere Schritte

4. Faites des pas réguliers
Machen Sie regelmäßige Schritte

5. Roulez bien le pied
Den Fuß abrollen

6. D'abord le talon, ensuite le pied roule et se propulse en avant avec la pointe du pied

Zuerst auf Ferse, dann rollt der Fuß, dann drücken Sie den Fuß vor mit dem Vorfuß

7. Les béquilles accompagnent toujours la jambe malade

Die Gehstütze gehen mit dem kranken Bein zusammen.

8. Laissez les bras détendus le long du corps

Arme locker am Körper pendeln lassen

Drainage lymphatique

Lymphdrainage

1. **On ne doit pas vous faire de prise de sang ou prendre votre tension à ce bras.**

   An diesem Arm darf man kein Blutdruck messen oder Spritzen

2. **Vous devez faire attention à ne pas vous blesser**

   Sie sollen sich möglichst nicht verletzten

3. **Vous ne devez pas prendre de bain brûlant ou prendre de bain de soleil**

   Sie dürfen nicht heiß baden oder zu lange in der Sonne liegen

4. **Si vous remarquez une éruption cutanée, rendez vous immédiatement chez le médecin.**

   Wenn Sie einen schmerzhaften Ausschlag haben, gehen Sie sofort zum Arzt.

5. **Surélevez les jambes souvent, plusieurs fois par jour.**

   Legen Sie oft, mehrmals pro Tag die Beine hoch

6. Surélevez la jambe souvent, plusieurs fois par jour.
Legen Sie oft, mehrmals pro Tag das Bein hoch

7. Surélevez le bras souvent, plusieurs fois par jour.
Legen Sie oft, mehrmals pro Tag den Arm hoch

8. Avez-vous un bas de compression?
Haben Sie einen Kompressionsstrumpf ?

9. Avez-vous des bas de compression?
Haben Sie Kompressionsstrümpfe?

10. Vous devez porter le bas tous les jours.
Den Strumpf müssen Sie jeden Tag tragen

11. Vous devez porter les bas tous les jours.
Die Strümpfe müssen Sie jeden Tag tragen

12. Vous devez porter le bas jour et nuit.
Den Strumpf müssen Sie Tag und Nacht tragen

13. Vous devez porter les bas jour et nuit.
Die Strümpfe müssen Sie Tag und Nacht tragen

14. Vous ne devez pas porter de vêtements trop serrés.

Sie sollen keine einengende Kleidung tragen.

15. Couchez vous sur le dos

Legen Sie sich auf den Rücken

16. Tournez vous sur le ventre

Drehen Sie sich auf den Bauch

17. Pouvez-vous vous coucher sur le ventre ou préfèrez vous vous assoir?

Können Sie sich auf den Bauch legen oder wollen Sie lieber sitzen?

18. Assis(e)?

Sitzen?

19. Pliez la jambe et posez le pied sous le genoux

Bein aufstellen

20. Pliez les jambes et posez les pieds sous les genoux

Beine aufstellen

21. Rapprochez vous un peu de moi
Ein Bisschen zu mir rutschen

22. Mettez vous un peu plus à gauche
Rutschen Sie nach links

23. Mettez vous un peu plus à droite
Rutschen Sie nach rechts

24. Mettez vous un peu plus haut
Rutschen Sie kopfwärts

25. Mettez vous un peu plus bas
Rutschen Sie fußwärts

26. Ça fait mal?
Tut es weh?

27. Ça ne doit pas faire mal
Es darf nicht weh tun

Electrothérapie

Elektrotherapie

1. Je vais poser deux électrodes
   Ich werde 2 Elektroden anlegen

2. Je vais poser quatre électrodes
   Ich werde 4 Elektroden anlegen

3. Il n´y a pas encore de courant électrique
   Es fließt noch kein Strom

4. Je monte un peu la puissance électrique
   Ich drehe den Strom langsam hoch

5. Dites le moi, dès que vous sentez l'électricité
   Sie sagen es mir sobald Sie Strom spüren

6. Sentez vous l'électricité?
   Spüren Sie den Strom?

7. Ça doit être agréable

Es soll angenehm sein

8. Est-ce agréable?

Ist es angenehm?

9. Vous ne devez sentir qu'un léger courant électrique

Sie sollen den Strom nur ganz leicht spüren

10. Je baisse maintenant la puissance électrique jusqu'à ce que vous ne sentiez plus le courant.

Jetzt drehe ich den Strom runter bis Sie ihn nicht mehr spüren

11. Cela va durer environ dix minutes

Es dauert circa 10 Minuten

12. Cela va durer environ quinze minutes

Es dauert circa 15 Minuten

13. Cela va durer environ vingt minutes

Es dauert circa 20 Minuten

14. Lorsque c'est terminé, je reviens enlever les électrodes.

Wenn es fertig ist, komme ich und mache die Elektroden weg.

15. S'il y a un problème, appelez moi.

Wenn Sie ein Problem haben, rufen Sie mich.

16. Je suis à côté

Ich bin nebenan

Rééducation du périnée

Beckenboden Gymnastik

<u>court</u>

1. **Le périnée est un muscle qui se situe entre le pubis et le coccys.**

   Der Beckenboden ist der Muskel der zwischen Schambein und Steißbein ist.

2. **Sa fonction principale est de fermer les ouvertures qui s'y trouvent.**

   Seine Aufgabe ist hauptsächlich die Öffnungen, die sich da befinden zu schließen.

3. **Il travaille avec les muscles abdominaux et le diaphragme.**

   Er arbeitet mit den Bauchmuskeln und mit dem Zwerchfell zusammen.

4. C'est pour cela que ces muscles doivent aussi travailler pour remuscler le périnée.

Deshalb muß man diese Muskeln auch mitarbeiten lassen um den Beckenboden zu kräftigen.

5. **Essayez de contracter le périnée en faisant comme si vous deviez aller aux toilettes mais que vous ne pouviez pas.**

Versuchen Sie den Beckenboden anzuspannen indem Sie so anspannen wie wenn Sie aufs Klo müssten, es aber nicht könnten.

long

1. Le Périnée est le muscle situé entre les os coxaux latéraux (les os sur lesquels on s'assoit) le coccyx et le pubis.

   Der Beckenboden ist der Muskel der sich zwischen rechter und linker Sitzbeinhöcker, Steißbein und Schambein befindet. Durch regelmäßiges Training können Sie einer Inkontinenz vorbeugen oder bestehende Probleme günstig beeinflussen.

2. La fonction principale du périnée est le contrôle de la continence. Grâce à un entrainement régulier, vous pourrez éviter une incontinence ou améliorer la situation dans le cas d'une incontinence déjà présente.

   Der Beckenboden trägt wesentlich dazu bei, dass Sie Ihren Urin- und Stuhlabgang kontrollieren können.

3. Le périnée protège et soutient les organes situés dans le bassin. C'est pour cette raison qu'un entrainement du périnée permet d'éviter une descente d'organes.

   Weiterhin bietet der Beckenboden den inneren Bauchorganen Halt und stützt sie von unten. Daher können Sie mit einem Becken-bodentraining Senkungsbeschwerden entgegenwirken.

4. **Afin de fonctionner correctement, le périnée travaille avec les muscles abdominaux et le diaphragme, le muscle respiratoire le plus important.**

   Um diese Aufgaben erfüllen zu können, arbeitet der Beckenboden zusammen mit der Bauchmuskulatur und dem Zwerchfell, dem wichtigsten Atemmuskel.

5. **C'est pour cette raison qu'il faut faire travailler ces muscles afin de remuscler le périnée.**

   Deshalb muß man diese Muskeln auch mitarbeiten lassen um den Beckenboden zu kräftigen.

6. **Essayez de contracter votre périnée en vous imaginant que vous fermer votre anus et votre vagin.**

   Versuchen Sie, die Beckenbodenmuskulatur anzuspannen indem Sie sich vorstellen daß Sie Ihren After und Ihre Scheide verschließen.

7. Essayez de contracter votre périnéé en le contractant comme si vous aviez besoin d'aller aux toilettes mais que vous ne pouviez pas.

Versuchen Sie den Beckenboden anzuspannen indem Sie so anspannen wie wenn Sie aufs Klo müssten, es aber nicht könnten.

8. Inspirez profondément, contractez votre ventre et expirez en même temps.

Tief einatmen, beim langsamen Ausatmen Bauch anspannen.

9. Je vous montre et ensuite vous le faites.

Ich zeige es Ihnen, dann machen Sie es nach.

Thérapie respiratoire

Atemtherapie

1. Inspirez par le nez

Atmen Sie durch die Nase ein

2. Expirez par la bouche

Atmen Sie durch den Mund aus

3. Je vous montre, ensuite vous le faites.

Ich mache es vor, Sie machen es nach.

4. Lentement

Langsam

5. Plus lentement

Langsamer

6. Vite

Schnell

7. Plus vite

Schneller

8. Profondément

Tief

9. Plus profondément

Tiefer

10. Superficiellement

Oberflächig

11. Moins profondément

Oberflächiger

12. Respirez plus dans le ventre

Atmen Sie mehr in den Bauch

13. Le ventre doit devenir plus gros lorsque vous inspirez

Der Bauch soll dicker werden wenn Sie einatmen.

14. Posez vos mains sur le ventre

Legen Sie die Hände auf den Bauch

15. Posez vos mains sur la cage thoracique

Legen Sie die Hände auf den Brustkorb

16. Votre ventre doit faire bouger vos mains lorsque vous inspirez

Ihre Hände sollen vom Bauch bewegt werden wenn Sie einatmen

Pratique

Nützliches

1. Bonjour
Guten Tag

2. Au revoir
Tschüss

3. S'il vous plaît
Bitte

4. Merci
Danke

5. Restez relaxé
Locker lassen

6. C'est douloureux?
Tut es weh?

7. C' est mieux comme cela?

Ist es besser so?

8. Plus fort?

Stärker?

9. Oui

Ja

10. Non

Nein

11. Je suis désolé, je ne comprends pas

Es tut mir Leid, ich verstehe Sie nicht

Français => Espagnol

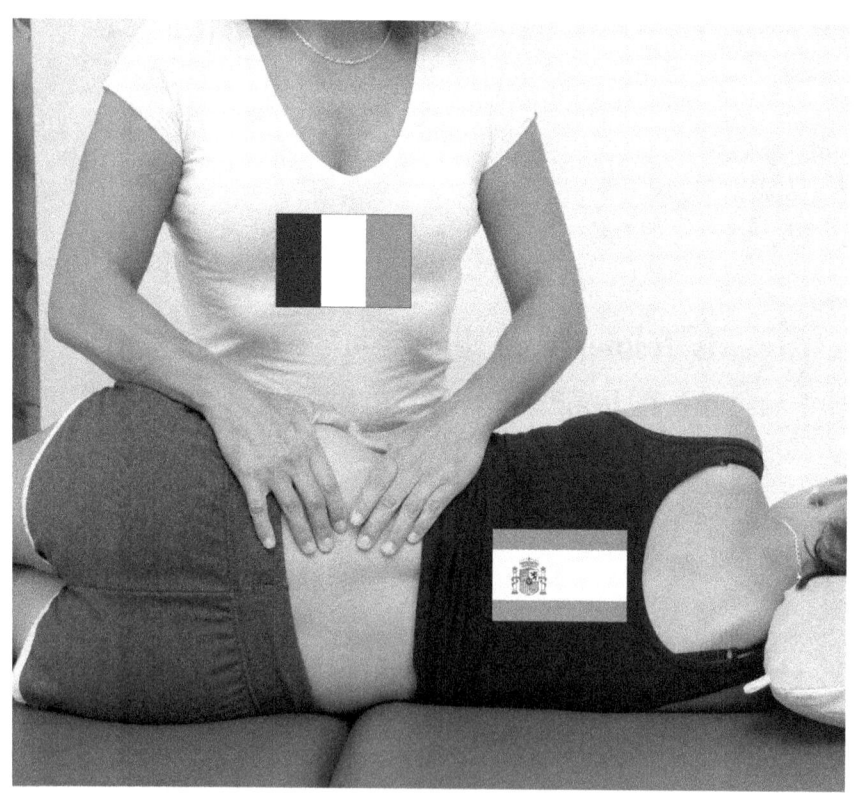

Réception

El recibimiento

1. Bonjour

Buenos días

2. Je suis...

Me llamo...

3. Avez-vous une ordonnance?

¿Tiene una receta médica?

4. OUI

Sí

5. NON

NO

6. Avez-vous une carte vitale?

¿Tiene su tarjeta de seguro social?

7. Pouvez-vous apporter votre carte vitale la prochaine fois?

¿Puede traer su tarjeta de seguro social la próxima vez?

8. Pouvez-vous m´écrire votre numéro de téléphone, s'il vous plait?

¿Me podría apuntar su número de teléfono, por favor?

9. Il y a une erreur sur l'ordonnance, vous devez retourner chez le medecin pour qu'il la corrige.

En la receta hay un error, usted debe ir de nuevo al médico para que le dé una receta nueva.

10. Avez-vous un rapport du médecin / des radios, des tomographies?

¿Le ha dado su médico un informe médico, radiografías o exploraciones TAC (Tomografía axial computarizada)?

11. Pouvez-vous amener les radios, les tomographies la prochaine fois?

¿Podría traer la próxima vez el informe y las imágenes médicas, o sea, las radiografías y tomografías?

12. Voici vos rendez-vous

Aquí tiene sus citas.

13. Si les rendez-vous ne vous conviennent pas, dites le moi

En caso de que no le vengan bien las citas, me lo dice.

14. Ça ne va pas?

¿Esa fecha no le viene bien?

15. Pas ce jour là?

¿Tampoco ese día no le viene bien?

16. Plutôt le matin

¿Le conviene mejor por la mañana?

17. Plutôt l'après-midi

¿Le conviene mejor por la tarde?

18. Lundi

El lunes

19. Mardi

El martes

20. Mercredi

El miércoles

21. Jeudi

El jueves

22. Vendredi

El viernes

23. Samedi

El sábado

24. Dimanche

El domingo

25. Je suis désolée, vous êtes en avance

Lo siento mucho, pero usted ha venido muy temprano.

26. Je suis désolée, vous êtes en retard

Lo siento mucho, pero usted ha venido muy tarde.

27. Ce n'est pas possible cette semaine

Esta semana no me viene bien.

28. Ce n'est pas possible aujourd'hui
hoy no me viene bien.

29. A partir de la semaine prochaine
Sólo puede ser a partir de la semana próxima.

30. A partir du mois prochain
Puede ser sólo a partir del próximo mes.

31. La / le thérapeute est en vacances
Su terapeuta está de vacaciones

32. La / le thérapeute est malade
Su terapeuta está enferma / enfermo

33. Voulez vous un autre thérapeute ?
¿Desea cambiar de terapeuta?

34. OUI
SI

35. NON
NO

36. Voulez vous avoir le / la même thérapeute?

¿Quiere quedarse con su mismo/a terapeuta?

37. Voulez vous attendre que le / la thérapeute revienne?

¿Quiere esperar hasta que regrese su terapeuta?

38. Voici votre facture.

Aquí tiene su factura.

39. Voulez vous payer maintenant ?

¿Desea abonar ahora?

40. Voulez vous payer contant?

¿Desea pagar en efectivo?

Anamnese

Anamnesis

1. Deshabillez vous s'il vous plait
 ¿ Puede quitarse la ropa, por favor?

2. Pouvez-vous enlevez votre haut?
 ¿Puede dejar libre la parte de arriba?

3. Pouvez-vous enlever votre pantalon?
 ¿Puede quitarse los pantalones?

4. Pouvez-vous enlever votre jupe?
 ¿Puede quitarse la falda?

5. Avez-vous des douleurs?
 ¿Siente dolor?

6. Oui
 Sí

7. Non
NO

8. Montrez moi où vous avez des douleurs
Muéstreme por favor dónde le duele

9. Où sont vos douleurs ?
¿Dónde siente dolor?

10. Les douleurs se diffusent-elles dans le bras?
¿El dolor se inicia en el brazo?

11. Les douleurs se diffusent-elles dans la jambe?
¿El dolor se inicia en la pierna?

12. Où les douleurs se diffusent ?
¿Hacia dónde se dispersan los dolores?

13. Montrez moi
Me lo muestra, por favor?

14. Avez-vous des zones insensibles?
¿Siente una sensación de adormecimiento?

15. Où?
¿Dónde?

16. Avez-vous des paralysies, faiblesses musculaires?
¿Tiene síntomas de entumecimiento?

17. Avez-vous des fourmis?
¿Tiene sensación de hormigueo?

18. Où?
¿Dónde?

19. Depuis quand?
¿Desde cuándo siente esos síntomas?

20. Depuis plusieurs jours
Desde hace días

21. Depuis plusieurs semaines
Desde hace semanas

22. Depuis plusieurs mois
Desde hace meses

23. Depuis plusieurs années
Desde hace años

24. Comment est la douleur?
¿Cómo es el dolor?

25. Lancinante
Es un dolor agudo

26. Diffuse
Es un dolor sordo

27. Par élancements
Siente tirones

28. La douleur a-t-elle commencé doucement?
¿El dolor se ha iniciado lentamente?

29. La douleur a-t-elle commencé d'un seul coup?
¿El dolor comenzó repentinamente?

30. La douleur persiste-t-elle longtemps?
¿El dolor es persistente?

31. Plusieurs secondes
Por varios segundos

32. Plusieurs minutes
Durante varios minutos

33. Plusieurs heures
Durante varias horas

34. Plusieurs jours
Durante varios días

35. Avez-vous eu un accident?
¿Tuvo un accidente?

36. Avez-vous déjà recu des soins ?
¿Ya le han tratado?

37. Oui
Sí

38. Non
No

39. Faites vous de l'hypertension?

¿tiene hipertensión arterial?

40. Avez-vous le diabète?

¿Tiene diabetes?

41. Avez-vous des vertiges?

¿Se marea?

42. Etes vous enceinte?

¿Está embarazada?

43. Depuis combien de mois?

¿En qué mes de embarazo está?

44. Prenez vous des antidouleurs?

¿Toma analgésicos?

45. Prenez vous des anticoagulants? / des médicaments?

¿Toma medicamentos anticoagulantes u otro tipo de medicamento?

46. Avez-vous des problèmes de thyroide?

¿Tiene problemas de tiroides?

47. Avez-vous des problèmes cardiaques?

¿Tiene problemas del corazón?

48. Avez-vous des maux de tête?

¿Tiene dolores de cabeza?

49. Vous êtes vous fait opérer?

¿Se ha sometido a una operación quirúrgica?

50. Quand vous êtes vous fait opérer?

¿Cuándo fue la operación?

51. Il y a quelques jours

Hace días

52. Il y a quelques mois

Hace meses

53. Il y a quelques années

Hace años

54. Vous devez aller chez le médecin
Usted tiene que ir al médico

55. Avez-vous des douleurs liées à une activité / pendant une activité?
¿Siente dolores por el peso?

56. Avez-vous des douleurs au repos?
¿Sufre de artrosis?

57. Quand les douleurs sont-elles maximales?
¿Cuándo siente esos dolores intensamente?

58. Le matin
Por la mañana

59. Le soir
Por la tarde

60. La nuit
Por la noche

61. Toujours pareil
Continuamente

62. En marchant quand ça monte

Al caminar cuesta arriba

63. En marchant quand ça descend

Al caminar cuesta abajo

64. En montant les escaliers

Al subir las escaleras

65. En descendant les escaliers

Al bajar las escaleras

66. Quand vous restez assis(e) longtemps?

¿Al estar sentado durante largo tiempo?

67. Après être resté assis(s) longtemps?

¿Después de haber estado sentado por largo tiempo?

68. Lors de très petits mouvements?

¿Al hacer pequeños movimientos?

69. Êtes vous allé(e) à l'hôpital/ en cure?

¿Estuvo en un hospital o en un tratamiento médico?

70. Combien de temps?

¿Por cuánto tiempo?

71. Plusieurs jours

Durante varios días

72. Plusieurs semaines

Durante varias semanas

73. Plusieurs mois

Durante varios meses

74. Quand êtes vous sorti(e) de l'hôpital?

¿Cuándo le dieron de alta del hospital?

75. Hier

Ayer

76. Avant-hier

Antes de ayer

77. Il y a quelques jours

Hace un par de días

78. Combien ?

¿Cuánto?

79. Il y a quelques semaines

Hace un par de semanas

80. Il y a quelques mois

Hace un par de meses

Massage

Masajes

1. Vous pouvez vous déshabiller

¿ Puede quitarse la ropa, por favor?

2. Pouvez-vous enlever votre haut?

¿Puede dejar libre la parte de arriba?

3. Pouvez-vous enlever votre pantalon?

¿Puede quitarse los pantalones?

4. Pouvez-vous enlever votre jupe?

¿Puede quitarse la falda?

5. Couchez vous sur le dos

Póngase boca arriba, por favor

6. Couchez vous sur le ventre

Póngase boca abajo, por favor

7. Couchez vous sur le côté droit
Recuéstese sobre el costado derecho, por favor

8. Couchez vous sur le côté gauche
Recuéstese sobre el costado izquierdo, por favor

9. La tête ici, s'il vous plait
Ponga la cabeza aquí, por favor

10. Voulez vous une couverture?
¿Quiere una manta?`

11. Avez-vous froid
¿Le hace frío?

12. Avez-vous trop chaud?
¿Le hace calor?

13. Mettez votre bras drois en bas
Coloque el brazo derecho hacia abajo

14. Mettez votre bras drois en haut
   Coloque el brazo derecho hacia arriba

15. Mettez votre bras droit le long du corps
   Coloque el brazo derecho junto a su cuerpo

16. Mettez votre bras gauche en bas
   Coloque el brazo izquierdo hacia abajo

17. Mettez votre bras gauche en haut
   Coloque el brazo izquierdo hacia arriba

18. Mettez votre bras gauche le long du corps
   Coloque el brazo izquierdo junto a su cuerpo

19. Asseyez vous, s'il vous plait
   Tome asiento, por favor

20. Détendez vos épaules
   Afloje los hombros

21. Regardez devant vous

Mire hacia adelante

22. Ça fait mal?

¿Duele?

23. Est-ce que je vous fais mal?

¿Le causo dolor?

24. Montrez moi ou ça fait mal

Múestreme dónde le duele

25. Est-ce-que la pression est bonne / est-ce que j'appuie bien?

¿Está bien la presión?

26. OUI ?

¿Sí?

27. NON?

¿No?

28. Plus fort ?

¿Presiono mas fuerte?

29. Moins fort?

¿Menos presión?

30. C'est mieux?

¿Está mejor así?

31. C'est moins bien?

¿Está peor así?

Thérapie manuelle

Terapia manual

1. Vous pouvez vous déshabiller
   ¿ Puede quitarse la ropa, por favor?

2. Pouvez-vous enlever votre haut?
   ¿Puede dejar libre la parte de arriba?

3. Pouvez-vous enlever votre pantalon?
   ¿Puede quitarse los pantalones?

4. Pouvez-vous enlever votre jupe?
   ¿Puede quitarse la falda?

5. Où Avez-vous mal / des douleurs?
   ¿Dónde siente dolor?

6. Est-ce que vous allez mieux depuis la dernière thérapie?
   ¿Ha mejorado el dolor desde el último tratamiento?

7. Est-ce moins bien qu'avant?

¿Ha empeorado el dolor?

8. Avez-vous plus de douleurs maintenant?

¿Siente ahora más dolores?

9. Avez-vous moins de douleurs maintenant?

¿Siente ahora menos dolores?

10. Où sont les douleurs maintenant / où Avez-vous mal maintenant

¿Dónde siente ahora los dolores?

11. Tenez vous sur une jambe

Quédese de pie sobre una pierna

12. Maintenant, tenez vous sur l'autre jambe

Ahora quédese de pie sobre la otra pierna

13. Tenez vous debout seulement sur les talons

Quédese de pie sobre sus talones

14. Tenez vous debout sur la pointes des pieds

Quédese de pie sobre la punta de sus pies

15. Asseyez vous

Siéntese por favor

16. Faites le dos rond

Inclínise hacia abajo la parte superior del cuerpo

17. Mettez la tête en avant / posez le menton sur votre sternum

Incline su cabeza hacia abajo

18. Ça tire?

¿Le tira?

19. Ça fait mal / c'est douloureux?

¿Es doloroso?

20. C'est moins douloureux comme ça?

¿Ahora le duele menos?

21. C'est plus douloureux comme ça?

¿Y así le duele más?

22. C'est mieux ?

¿Está mejor así?

23. C'est pire?

¿Está peor así?

24. Soulevez la tête

Levante la cabeza, por favor

25. Regardez en l'air

Mantenga la cabeza arriba / Mire hacia arriba

26. Regardez vers le bas / baissez la tête

Mantenga la cabeza abajo / Mire hacia abajo

27. Tournez la tête à gauche

Gire la cabeza hacia la izquierda

28. Tournez la tête à droite

Gire la cabeza hacia la derecha

29. Penchez la tête à gauche

Incline la cabeza hacia la izquierda

30. Penchez la tête à droite

Incline la cabeza hacia la derecha

31. Détendez / restez détendu(e)
Póngase más flojo

32. N'essayez pas de m'aider, je fais le mouvement, vous restez détendu(e)
No ayude, yo haré el movimiento, usted se relaja

33. Levez les bras
Levante los brazos

34. Levez le bras droit
Levante el brazo derecho

35. Baissez le bras droit
Baje el brazo derecho

36. Levez le bras gauche
Levante el brazo izquierdo

37. Baissez le bras gauche
Baje el brazo izquierdo

38. Pliez la jambe
Flexione la pierna

39. Tendez la jambe
Estire la pierna

40. Pliez le genou
Doble la rodilla

41. Tendez le genou
Estire la rodilla

42. Levez la jambe
Levante la pierna

43. Couchez vous sur le dos
Póngase boca arriba

44. Couchez vous sur le ventre
Póngase boca abajo

45. Couchez vous sur le côté droit
Póngase sobre el costado derecho

46. Couchez vous sur le côté gauche
Póngase sobre el costado izquierdo

47. La tête ici, s'il vous plait
   Ponga la cabeza aquí, por favor

48. Asseyez vous
   Tome asiento por favor

49. Faites le mouvement avec moi.
   Siga haciendo el movimiento levemente

50. Poussez contre ma pression
   Presione en contra de mi resistencia

51. Poussez plus fort
   Presione con más fuerza

52. Poussez moins fort
   Presione levemente

53. Ceci est un exercice à faire à la maison
   Éste es un ejercicio para hacerlo en casa

54. Pliez les jambes et posez les pieds sous les genoux
   Ponga los pies debajo de las rodillas

55. Contractez les muscles du ventre / faites marcher vos abdominaux

Ponga tenso el vientre

56. Contractez les muscles fessiers

Ponga tenso el trasero

57. Contractez les muscles des jambes

Ponga tensas las piernas

58. Contractez les muscles des bras

Ponga tensos los brazos

59. Détendez vos muscles / vous

Relájese

60. Il est possible que ça fasse un peu mal

Puede ser que le duela un poco

61. Je vous montre, ensuite vous le faites

Le muestro el ejercicio, y después usted lo repite

62. Faites trois séries à 10 répétitions

Realice tres series de 10 repeticiones

63. Faites trois séries à 15 répétitions

Realice tres series de 15 repeticiones

64. Faites trois séries à 20 répétitions

Realice tres series de 20 repeticiones

65. Faites trois séries à 30 répétitions

Realice tres series de 30 repeticiones

66. Une fois par semaine

Una vez por semana

67. Deux fois par semaine

Dos veces por semana

68. Trois fois par semaine

Tres veces por semana

69. Une fois par jour

Una vez por día

70. Deux fois par jour

Dos veces por día

71. Trois fois par jour
Tres veces por día

72. Faites l'exercice devant le miroir
Realice el ejercicio delante del espejo

73. Asseyez vous devant le miroir
Siéntese delante del espejo

74. Restez debout devant le miroir
Póngase de pie delante del espejo

75. Ça ne doit pas faire mal
No tiene que sentir dolor

76. Ça ne doit pas arriver
Eso no puede pasar

PNF

FNP (Facilitación Neuromuscular proprioceptiva)

1. **Couchez vous sur le dos**
   Póngase boca arriba

2. **Couchez vous sur le ventre**
   Póngase boca abajo

3. **Couchez vous sur le côté droit**
   Póngase sobre el costado derecho

4. **Couchez vous sur le côté gauche**
   Póngase sobre el costado izquierdo

5. **La tête ici, s'il vous plait**
   Ponga la cabeza aquí, por favor

6. Je vous montre comment faire le mouvement.
Le muestro cómo tiene que ser el movimiento

7. Je fais le mouvement, vous laissez le bras détendu
Yo haré el movimiento y usted suelte el brazo

8. Je fais le mouvement, vous laissez la jambe détendue
Yo haré el movimiento y usted afloje la pierna

9. Maintenant, appuyez/poussez contre ma pression
Ahora presione en contra de mi resistencia

10. Ouvrez les doigts et la main
Abra la mano y los dedos, por favor

11. Fermez les doigts et la main
Cierre la mano y los dedos, por favor

12. Tendez le coude
Estire el brazo y el codo, por favor

13. Pliez le coude
   Doble el brazo

14. Levez la jambe
   Levante la pierna

15. Baissez la jambe
   Baje la pierna

16. Contractez la jambe dans cette direction
   Ponga tensa la pierna hacia esta dirección

17. Pliez le genou
   Doble la rodilla

18. Tendez le genou
   Estire la rodilla

19. Pliez la hanche
   Flexione la cadera

20. Tendez la hanche
   Estire la cadera

21. Détendez vous / détendez vos muscles
   Relajar / aflojar

22. Plus
   Más

23. Moins
   Menos

24. Plus fort
   Con más intensidad

25. Moins fort
   Levemente

26. Moins vite
   Lentamente

27. Plus vite
   Más rápido

28. Appuyez, poussez vers le haut
   Presione hacia arriba

29. Appuyez, poussez vers le bas
   Presione hacia abajo

30. Maintenant dans l'autre direction
   Ahora presione en otra dirección

31. En direction de l'épaule de l'autre côté
   Presione en dirección al hombro contrario

32. En direction de la hanche de l'autre côté
   Presione en dirección a la cadera contraria

33. Vers l'oreille
   En dirección a su oreja

34. Vers le nez

　　En dirección a su nariz

35. Vers la fenêtre

　　En dirección a la ventana

36. Vers la porte

　　En dirección a la puerta

37. Vers le mur

　　En dirección a la pared

38. Vers l'horloge

　　En dirección al reloj

Mulligan

Mulligan

1. **Montrez moi quel mouvement vous provoque des douleurs**
   Muéstreme con qué movimiento siente dolor

2. **Détendez vous / restez détendu**
   Relájese

3. **Maintenant, recommencez le mouvement.**
   Ahora realice el movimiento de nuevo

4. **C'est mieux?**
   ¿Es mejor así?

5. **Avez-vous des douleurs en montant les escaliers?**
   ¿Siente dolor al subir las escaleras?

6. **Avez-vous des douleurs en descendant les escaliers?**
   ¿Siente dolor al bajar las escaleras?

7. C'est mieux comme ça?

¿Es mejor así?

8. Vous ne devez pas avoir de douleurs, si ça fait mal, dites stop.

No debe sentir dolor, en caso de que sienta dolor me dice: "Pare".

9. Si la ceinture vous fait mal, je peux mettre un petit coussin entre vous et la ceinture.

Si el cinturón le provoca dolor, coloco un almohadón entre el cinturón y usted.

10. Vous pouvez faire cet exercice à la maison avec une serviette.

En casa puede hacer el ejercicio con una toalla

11. Vous pouvez faire cet exercice à la maison avec une bande élastique.

En casa puede hacer el ejercicio con una cinta Thera-Band (cinta elástica de látex)

12. Vous pouvez faire cet exercice à la maison avec un baton.

En casa puede hacer el ejercicio con una vara o bastón

13. Vous pouvez acheter la balle dans un magasin de sport.

La pelota la puede comprar en una tienda de artículos de deportes

14. Vous pouvez acheter la bande élastique dans un magasin de sport.

La cinta Thera-Band la puede comprar en una tienda de artículos de deportes.

15. Elle doit être rouge

Debe ser roja

16. Elle doit être verte.

Debe ser verde

Exercices

Ejercicios

1. Pliez
Flexionar

2. Tendez
Estirarse

3. Contractez vos muscles
Tensionar

4. Détendez vos muscles
Relajarse

5. Le postérieur en arrière
Poner el trasero hacia atrás

6. Contractez vos abdominaux / gardez les abdominaux contractés
Ponga tenso el vientre / déjelo tenso

7. Restez comme ça quelques secondes, ensuite détendez vos muscles

Permanezca así durante algunos segundos y luego afloje

8. Il ne doit y avoir aucun mouvement.

No debe hacer ningún movimiento

9. Ceci est pour la coordination

Esto ayuda a la coordinación

10. Faites trois séries à 10 répétitions

Haga tres Series de 10 repeticiones

11. Faites trois séries à 15 répétitions

Haga tres Series de 15 repeticiones

12. Faites trois séries à 20 répétitions

Haga tres Series de 20 repeticiones

13. Faites trois séries à 30 répétitions

Haga tres Series de 30 repeticiones

14. Faites une pause entre les séries

Incluya periodos de descanso entre los ejercicios

15. Quelques secondes

Un periodo de descanso por algunos segundos

16. Quelques minutes

Un periodo de descanso por algunos minutos

17. Combien

¿Cuántas veces hay que practicar?

18. Une fois par semaine

Una vez por semana

19. Deux fois par semaine

Dos veces por semana

20. Trois fois par semaine

Tres veces por semana

21. Une fois par jour

Una vez por día

22. Deux fois par jour
   Dos veces por día

23. Trois fois par jour
   Tres veces por día

24. Faites l'exercice devant le miroir
   Haga los ejercicios delante del espejo

25. Asseyez vous devant le miroir
   Siéntese delante del espejo

26. Restez debout devant le miroir
   Póngase de pie delante del espejo

27. Ceci est pour la musculation
   Esto sirve para el fortalecimiento

28. Faites le tous les jours à la maison
   Practique los ejercicios todos los días en casa

29. Faites les exercices devant le miroir pour pouvoir corriger les erreurs.

Haga los ejercicios delante del espejo para que los pueda corregir.

30. Cela ne doit pas arriver

Eso no puede pasar

31. Comme ça, c'est faux

Eso está mal

32. Comme ça c'est bien

Eso está bien

33. Lentement

Lentamente

34. Plus lentement

Más lento

35. Vite

Rápido

36. Plus vite

Más rápido

37. Pas de mouvements brusques

Que no sea de golpe

38. Vous ne devez pas avoir de douleurs pendant des exercices.

No debe sentir ningún dolor al hacer los ejercicios

39. Si vous avez des douleurs pendant les exercices, ne les faites plus et dites le moi la prochaine fois

Si siente dolor al hacer los ejercicios, déjelos, no continúe con ellos y me lo dice la próxima vez.

40. Avez-vous fait les exercices?

¿Practicó los ejercicios?

41. Avez-vous eu des douleurs?

¿Sintió dolor al hacer los ejercicios?

42. Montrez moi où vous avez eu des douleurs

Muéstreme dónde sintió dolores

43. Montrez moi comment vous faites l'exercice.

Muéstreme cómo hizo los ejercicios

44. Tenez vous debout sur la jambe droite

Quédese de pie sobre la pierna derecha

45. Tenez vous debout sur la jambe gauche

Quédese de pie sobre la pierna izquierda

46. Tenez vous debout sur une jambe

Manténgase sobre una sola pierna

47. Ceci est pour l'équilibre

Esto sirve para el equilibrio

48. Essayez de ne pas tanguer

Intente no tambalear

49. Essayez d'intégrer ce mouvement dans votre quotidien

Este movimiento lo puede incorporar en sus tareas diarias.

Reprise de la marche

Reeducación de los patrones de la marcha

1. **Tenez vous droit(e)**
   Póngase de pie con la espalda recta

2. **Faites des pas plus petits**
   Haga pequeños pasos

3. **Faites des pas plus grands**
   Dé pasos más grandes

4. **Faites des pas réguliers**
   Dé pasos regulares o normales

5. **Roulez bien le pied**
   Haga girar el pie hacia ambos lados

6. D'abord le talon, ensuite le pied roule et se propulse en avant avec la pointe du pied

Primero aciente el pie sobre los talones y luego hágalo girar hacia ambos lados y después presione el pie hacia adelante con el talón.

7. Les béquilles accompagnent toujours la jambe malade

La muleta (o bastón inglés) es el apoyo de la pierna enferma, por lo tanto deben ir juntos.

8. Laissez les bras détendus le long du corps

Mueva relajadamente los brazos de un lado a otro junto a su cuerpo.

Drainage lymphatique

Drenaje linfático

1. **On ne doit pas vous faire de prise de sang ou prendre votre tension à ce bras.**

   En este brazo no se puede medir la presión ni poner una inyección.

2. **Vous devez faire attention à ne pas vous blesser.**

   Debe evitar no lastimarse

3. **Vous ne devez pas prendre de bain brûlant ou prendre de bain de soleil.**

   Usted no debe tomar un baño con agua caliente ni estar en sol durante mucho tiempo.

4. **Si vous remarquez une éruption cutanée, rendez vous immédiatement chez le médecin.**

   En caso de que tenga una erupción cutánea dolorosa debe asistir de inmediato al médico.

5. Surélevez les jambes souvent, plusieurs fois par jour.

Varias veces al día coloque las piernas hacia arriba.

6. Surélevez la jambe souvent, plusieurs fois par jour.

Varias veces al día coloque la pierna hacia arriba.

7. Surélevez le bras souvent, plusieurs fois par jour.

Varias veces al día coloque el brazo hacia arriba.

8. Avez-vous un bas de compression?

¿Tiene una media de compresión?

9. Avez-vous des bas de compression?

¿Tiene medias de compresión?

10. Vous devez porter le bas tous les jours.

Tiene que llevar la media todos los días.

11. Vous devez porter les bas tous les jours.

Tiene que llevar las medias todos los días

12. Vous devez porter le bas jour et nuit.

La media la tiene que llevar día y noche

13. Vous devez porter les bas jour et nuit.

Las medias las tiene que llevar día y noche.

14. Vous ne devez pas porter de vêtements trop serrés.

No debe ponerse ropa estrecha

15. Couchez vous sur le dos

Póngase boca arriba

16. Tournez vous sur le ventre

Póngase boca abajo

17. Pouvez-vous vous coucher sur le ventre ou préfèrez vous vous assoir?

¿Puede ponerse boca abajo o prefiere estar sentado?

18. Assis(e)?

¿Quiere estar sentado?

19. Pliez la jambe et posez le pied sous le genoux

Ponga el pie debajo de la rodilla

20. Pliez les jambes et posez les pieds sous les genoux
Ponga los pies debajo de las rodillas

21. Rapprochez vous un peu de moi
Córrase un poco hacia mí, por favor

22. Mettez vous un peu plus à gauche
Córrase hacia la izquierda

23. Mettez vous un peu plus à droite
Córrase hacia la derecha

24. Mettez vous un peu plus haut
Córrase hacia arriba en dirección a su cabeza

25. Mettez vous un peu plus bas
Córrase hacia abajo en dirección a sus pies

26. Ça fait mal?
¿Le duele?

27. Ça ne doit pas faire mal
No debe sentir ningún dolor

Electrothérapie

Terapia eléctrica

1. Je vais poser deux électrodes

Le voy a colocar dos electrodos

2. Je vais poser quatre électrodes

Le voy a colocar cuatro electrodos

3. Il n'y a pas encore de courant électrique

Todavía no pasa la electricidad

4. Je monte un peu la puissance électrique

Lentamente voy a ir subiendo la electricidad

5. Dites le moi, dès que vous sentez l'électricité

Dígame por favor, cuando empiece a sentir la electricidad

6. Sentez vous l'électricité?

¿Siente la electricidad?

7. Ça doit être agréable

Tiene que ser agradable

8. Est-ce agréable?

¿Es agradable?

9. Vous ne devez sentir qu'un léger courant électrique

Usted debe sentir la electricidad sólo muy leve.

10. Je baisse maintenant la puissance électrique jusqu'à ce que vous ne sentiez plus le courant.

Ahora voy a bajar la electricidad hasta que usted no la sienta más.

11. Cela va durer environ dix minutes

Va a durar aproximadamente unos diez minutos

12. Cela va durer environ quinze minutes

Va a durar aproximadamente unos quince minutos

13. Cela va durer environ vingt minutes

Va a durar aproximadamente unos veinte minutos

14. Lorsque c'est terminé, je reviens enlever les électrodes.

Cuando haya terminado, vendré y le quitaré los electrodos

15. S'il y a un problème, appelez moi.

Si tiene algún problema, me llama

16. Je suis à côté

Yo estoy a lado

Rééducation du périnée

Ejercicios para el suelo pélvico o periné

Court

1. Le périnée est un muscle qui se situe entre le pubis et le coccys.

El suelo pélvico es el conjunto de músculos que se extiende desde el hueso púbico en la parte frontal hasta el hueso de la cola (cóxis) en la parte posterior.

2. Sa fonction principale est de fermer les ouvertures qui s'y trouvent.

La función del suelo pélvico es principalmente cerrar todos los orificios que se encuentran en la zona pélvica.

3. Il travaille avec les muscles abdominaux et le diaphragme.

El suelo pélvico hace un trabajo en conjunto con la musculatura abdominal y con el diafragma.

4. C'est pour cela que ces muscles doivent aussi travailler pour remuscler le périnée.

Por lo tanto hay que hacer trabajar a esa musculatura para fortalecer el suelo pélvico.

5. Essayez de contracter le périnée en faisant comme si vous deviez aller aux toilettes mais que vous ne pouviez pas.

Intente apretar los músculos principales que se extienden a lo largo del suelo pélvico y esto lo hará de la siguiente manera: Haga como si tuviera muchas ganas de ir al baño, pero reténgalas.

Long

1. Le Périnée est le muscle situé entre les os coxaux latéraux (les os sur lesquels on s'assoit) le coccyx et le pubis.

El suelo pélvico es el músculo ubicado entre el esquión derecho e izquierdo, el coxis(el hueso en que remata la columna vertebral) y el pubis.

2. La fonction principale du périnée est le contrôle de la continence. Grâce à un entrainement régulier, vous pourrez éviter une incontinence ou améliorer la situation dans le cas d'une incontinence déjà présente.

El suelo pélvico contribuye esencialmente al control de la salida de orina y materia fecal. A través del ejercicio diario puede prevenir la salida involuntaria de orina y materia fecal o influir favorablemente en otros problemas de la misma índole.

3. **Le périnée protège et soutient les organes situés dans le bassin. c'est pour cette raison qu'un entrainement du périnée permet d'éviter une descente d'organes.**

Además el suelo de la pelvis es el apoyo de los órganos abdominales ya que éste los sostiene desde abajo. Por eso usted pude ayudar a prevenir los problemas de control de vejiga al ejercitar los músculos del suelo pélvico.

4. **Afin de fonctionner correctement, le périnée travaille avec les muscles abdominaux et le diaphragme, le muscle respiratoire le plus important.**

Para poder lograr ese objetivo, los músculos del suelo pélvico realizan su trabajo junto con la musculatura abdominal y el diafragma. El diafragma es un músculo muy importante para la respiración.

5. **C'est pour cette raison qu'il faut faire travailler ces muscles afin de remuscler le périnée.**

Por esta razón hay que hacer trabajar a estos músculos para fortalecer el suelo pélvico.

6. **Essayez de contracter votre périnée en vous imaginant que vous fermer votre anus et votre vagin.**

   Intente contraer los músculos del suelo pélvico y lo hará de la siguiente manera: Imaginese que está cerrando el ano y su vagina.

7. **Essayez de contracter votre périnéé en le contractant comme si vous aviez besoin d'aller aux toilettes mais que vous ne pouviez pas.**

   Intente contraer los músculos del suelo pélvico y lo hará de la siguiente manera: Haga como si tuviera muchas ganas de ir al baño, pero reténgalas

8. **Inspirez profondément, contractez votre ventre et expirez en même temps.**

   Respire profundamente, contraiga el abdomen al expulsar el aire lentamente.

9. **Je vous montre et ensuite vous le faites.**

   Yo le mostraré el ejercicio primero y luego usted lo repetirá.

Thérapie respiratoire

Terapia respiratoria

1. Inspirez par le nez

Respire por la nariz

2. Expirez par la bouche

Espire el aire por la boca.

3. Je vous montre, ensuite vous le faites.

Yo haré primero el ejercicio y después usted lo repetirá.

4. Lentement

Lento

5. Plus lentement

Más lento

6. Vite
Rápido

7. Plus vite
Más rápido

8. Profondément
Profundo

9. Plus profondément
Más profundo

10. Superficiellement
Ligero

11. Moins profondément
Más ligero

12. Respirez plus dans le ventre
Inspire el aire por su nariz hacia la parte baja del vientre

13. Le ventre doit devenir plus gros lorsque vous inspirez

El vientre debe inflarse a través de la inspiración

14. Posez vos mains sur le ventre

Coloque las manos sobre su vientre.

15. Posez vos mains sur la cage thoracique

Coloque sus manos sobre el tórax.

16. Votre ventre doit faire bouger vos mains lorsque vous inspirez

Inspire de modo que el aire mueva el vientre y sus manos.

Pratique

Frases útiles

1. Bonjour
Buenos días / Buenas tardes

2. Au revoir
Adiós

3. S'il vous plaît
Por favor

4. Merci
Gracias

5. Restez relaxé
Aflojar

6. C'est douloureux?
¿Duele?

7. C'est mieux comme cela?

¿Está mejor así?

8. Plus fort?

¿Más fuerte?

9. Oui

Si

10. Non

No

11. Je suis désolé, je ne comprends pas

Lo siento, no entiendo

Français => Italien

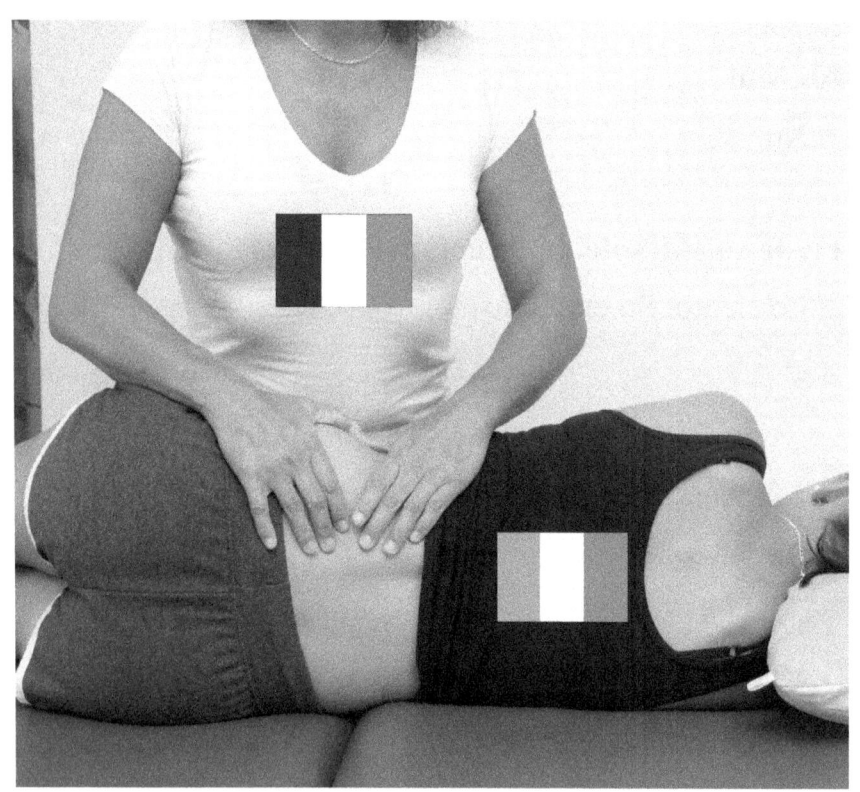

Réception

Accoglienza

1. Bonjour
   Buon giorno

2. Je suis...
   Mi chiamo

3. Avez-vous une ordonnance?
   Ha una ricetta del dottore?

4. OUI
   Si

5. NON
   No

6. Avez-vous une carte vitale?
   Ha il libretto assicurativo?

7. Pouvez-vous apporter votre carte vitale la prochaine fois?

Lo può portare la prossima volta?

8. Pouvez-vous m'écrire votre numéro de téléphone, s'il vous plait?

Mi scrive il suo numero di telefono per favore?

9. Il y a une erreur sur l'ordonnance, vous devez retourner chez le medecin pour qu'il la corrige.

Qui C'é un sbaglio sulla ricetta per piacere vada di nuovo dal dottore, a chiedergli una ricetta nuova.

10. Avez-vous un rapport du médecin / des radios, des tomographies?

Ha un rapporto / Radiografia, TAC del dottore?

11. Pouvez-vous amener les radios, les tomographies la prochaine fois?

La prossima volta mi porti il rapporto, le radiografie?

12. Voici vos rendez-vous

Questi sono i suoi appuntamenti

13. Si les rendez-vous ne vous conviennent pas, dites le moi

Se li appuntamenti non vanno bene per lei, melo dica.

14. Ça ne va pas?

Qui non vá?

15. Pas ce jour là?

Questo giorno non vá?

16. Plutôt le matin

Meglio di mattina?

17. Plutôt l'après-midi

Meglio di pomeriggio?

18. Lundi

Lunedì

19. Mardi

Martedì

20. Mercredi

Mercoledì

21. Jeudi
Giovedì

22. Vendredi
Venerdì

23. Samedi
Sabato

24. Dimanche
Domenica

25. Je suis désolée, vous êtes en avance
Mi dispiace, ma lei è in anticipo

26. Je suis désolée, vous êtes en retard
Mi dispiace, ma lei è in ritardo

27. Ce n'est pas possible cette semaine
Questa settimana non vá

28. Ce n'est pas possible aujourd'hui
Oggi non vá

29. A partir de la semaine prochaine
La prossima settimana

30. A partir du mois prochain
Il prossimo mese

31. La / le thérapeute est en vacances
Il terapista é in vacanze

32. La / le thérapeute est malade
Il terapista é malato

33. Voulez-vous un autre thérapeute ?
Vuole andare da un altro terapista?

34. OUI
Si

35. NON
No

36. Voulez-vous avoir le / la même thérapeute?
Desidera lo stesso terapista?

37. Voulez-vous attendre que le / la thérapeute revienne?

Vuole aspettare finché arriva il terapista?

38. Voici votre facture.

Qui é il suo conto

39. Voulez-vous payer maintenant ?

Vuole pagare adesso?

40. Voulez-vous payer contant?

Vuole pagare in contanti?

Anamnese

Anamnesi

1. **Deshabillez vous s'il vous plait**
   Si spogli per favore

2. **Pouvez-vous enlevez votre haut?**
   Può togliersi il disopra?

3. **Pouvez-vous enlever votre pantalon?**
   Può togliersi il pantalone?

4. **Pouvez-vous enlever votre jupe?**
   Può togliersi la gonna?

5. **Avez-vous des douleurs?**
   Ha dei dolori?

6. **Oui**
   Si

7. Non
No

8. Montrez moi où vous avez des douleurs
Mi faccia vedere dove ha dolori

9. Où sont vos douleurs ?
Dove ha dolori?

10. Les douleurs se diffusent-elles dans le bras?
Vanno per il braccio?

11. Les douleurs se diffusent-elles dans la jambe?
Vanno nella gamba?

12. Où les douleurs se diffusent ?
Fino dove arrivanno i dolori?

13. Montrez moi
Mi faccia vedere

14. Avez-vous des zones insensibles?
Sente la mancanza di sensibilità?

15. Où?
Dove?

16. Avez-vous des paralysies, faiblesses musculaires?
Ha dei sindromi di paralizzo?

17. Avez-vous des fourmis?
Ha dei formicolii?

18. Où?
Dove?

19. Depuis quand?
Da quando?

20. Depuis plusieurs jours
Da giorni

21. Depuis plusieurs semaines
Da settimane

22. Depuis plusieurs mois
Da mesi

23. Depuis plusieurs années
Da anni

24. Comment est la douleur?
Com'é il dolore?

25. Lancinante
Punge

26. Diffuse
Cupo

27. Par élancements
Tira

28. La douleur a-t-elle commencé doucement?
Il dolore si è sviluppato piano

29. La douleur a-t-elle commencé d'un seul coup?
Il dolore si è sviluppato subito?

30. La douleur persiste-t-elle longtemps?
Il dolore tiene a lungo?

31. Plusieurs secondes
Dei secondi

32. Plusieurs minutes
Dei minuti

33. Plusieurs heures
Delle ore

34. Plusieurs jours
Dei giorni

35. Avez-vous eu un accident?
Ha avuto un incidente?

36. Avez-vous déjà recu des soins ?
È stato visitato già?

37. Oui
Si

38. Non
No

39. Faites vous de l'hypertension?
Lei soffre di ipertensione

40. Avez-vous le diabète?
Ha il diabete?

41. Avez-vous des vertiges?
Soffre di vertigini?

42. Etes vous enceinte?
Lei è incinta?

43. Depuis combien de mois?
Di quanti mesi?

44. Prenez vous des antidouleurs?

Prende dei antidolorifici?

45. Prenez vous des anticoagulants? / des médicaments?

Lei si prende dei medicamenti per diluire il sangue?

46. Avez-vous des problèmes de thyroide?

Ha dei problemi con la tiroide?

47. Avez-vous des problèmes cardiaques?

Ha dei problemi con il cuore?

48. Avez-vous des maux de tête?

Ha dei dolori di testa?

49. Vous êtes-vous fait opérer?

È stato operato?

50. Quand vous êtes-vous fait opérer?

Quando é stata l'operazione?

51. Il y a quelques jours
  Da giorni

52. Il y a quelques mois
  Da mesi

53. Il y a quelques années
  Da anni

54. Vous devez aller chez le médecin
  Lei ha bisogno di andare dal dottore

55. Avez-vous des douleurs liées à une activité / pendant une activité?
  Ha dei dolori nel momento di sforzo?

56. Avez-vous des douleurs au repos?
  Ha dei dolori nel momento di riposo?

57. Quand les douleurs sont-elles maximales?
  In quale situazioni sono piú forte i dolori?

58. Le matin
   La mattina

59. Le soir
   La sera

60. La nuit
   La notte

61. Toujours pareil
   Sempre uguale

62. En marchant quand ça monte
   Quando sale

63. En marchant quand ça descend
   Quando scende

64. En montant les escaliers
   Quando sale le scale

65. En descendant les escaliers
Quando scende le scale

66. Quand vous restez assis(e) longtemps?
Mentre è seduta alungo?

67. Après être resté assis(s) longtemps?
Dopo che è stato seduto molto tempo?

68. Lors de très petits mouvements?
Mentre dei muovimenti piccoli?

69. Êtes vous allé(e) à l'hôpital/ en cure?
E stato all' ospedale, in casa di cura?

70. Combien de temps?
Per quando tempo?

71. Plusieurs jours
Alcuni giorni

72. Plusieurs semaines
Alcune settimane

73. Plusieurs mois
Alcuni mesi

74. Quand êtes vous sorti(e) de l'hôpital?
Quando è stato dimesso dall'ospedale?

75. Hier
Ieri

76. Avant-hier
Avanti ieri

77. Il y a quelques jours
Un paio di giorni fa

78. Combien ?
Quanti?

79. Il y a quelques semaines
Alcune settimane fa

80. Il y a quelques mois
Alcuni mesi fa

Massage

Massaggio

1. **Vous pouvez vous déshabiller**
   Si spogli per favore

2. **Pouvez-vous enlever votre haut?**
   Puo togliersi il disopra?

3. **Pouvez-vous enlever votre pantalon?**
   Puo togliersi il pantalone?

4. **Pouvez-vous enlever votre jupe?**
   Puo togliersi la gonna?

5. **Couchez vous sur le dos**
   Si puo sdraiarsi sulla schiena

6. **Couchez vous sur le ventre**
   Si puo sdraiarsi sulla pancia

7. Couchez vous sur le côté droit
Si puo sdraiarsi sul'lato destro

8. Couchez vous sur le côté gauche
Si puo sdraiarsi sul'lato sinistro

9. La tête ici, s'il vous plait
La testa qui per favore

10. Voulez-vous une couverture?
Vuole una coperta?

11. Avez-vous froid
Ha freddo?

12. Avez-vous trop chaud?
Ha caldo?

13. Mettez votre bras drois en bas
Appoggi il braccio destro, sotto

14. Mettez votre bras droit en haut
Appoggi il braccio destro, sopra

15. Mettez votre bras droit le long du corps
Appoggi il braccio destro verso il corpo

16. Mettez votre bras gauche en bas
Appoggi il braccio sinistro, sotto

17. Mettez votre bras gauche en haut
Appoggi il braccio sinistro, sopra

18. Mettez votre bras gauche le long du corps
Appoggi il braccio sinistro verso il corpo

19. Asseyez vous, s'il vous plait
Si sieda per favore

20. Détendez vos épaules
Lasci sciolte la spalla

21. Regardez devant vous
Guardi avanti

22. Ça fait mal?
   Le fà male?

23. Est-ce que je vous fais mal?
   Le faccio male?

24. Montrez moi ou ça fait mal
   Mi faccia vedere dove le fà male

25. Est-ce-que la pression est bonne / est-ce que j´appuie bien?
   Va bene la pressione cosi?

26. OUI ?
   SI?

27. NON?
   NO?

28. Plus fort ?
   Piu forte?

29. Moins fort?
   Piu piano?

30. C'est mieux?

Meglio?

31. C'est moins bien?

Peggio?

Thérapie manuelle

Terapia manuale

1. **Vous pouvez vous déshabiller**
   Si spogli per favore

2. **Pouvez-vous enlever votre haut?**
   Puo togliersi il disopra?

3. **Pouvez-vous enlever votre pantalon?**
   Puo togliersi il pantalone?

4. **Pouvez-vous enlever votre jupe?**
   Puo togliersi la gonna?

5. **Où Avez-vous mal / des douleurs?**
   Dove ha dei dolori?

6. **Est-ce que vous allez mieux depuis la dernière thérapie?**
   Va meglio dal'ultima terapia?

7. Est-ce moins bien qu'avant?

È peggiorato?

8. Avez-vous plus de douleurs maintenant?

Ha più dolori di prima?

9. Avez-vous moins de douleurs maintenant?

Ha meno dolori di prima?

10. Où sont les douleurs maintenant / où Avez-vous mal maintenant

Dove ha adesso il dolore?

11. Tenez vous sur une jambe

Resti su una gamba

12. Maintenant, tenez vous sur l'autre jambe

Adesso su l'altra gamba

13. Tenez vous debout seulement sur les talons

Si metta sui calcagni

14. Tenez vous debout sur la pointes des pieds

Resti sulle punte dei piedi

15. Asseyez vous

Si sieda

16. Faites le dos rond

Si metta awolto su se stesso

17. Mettez la tête en avant / posez le menton sur votre sternum

Avvolga la testa

18. Ça tire?

Le tira?

19. Ça fait mal / C'est douloureux?

Fà male?

20. C'est moins douloureux comme ça?

Così di meno?

21. C'est plus douloureux comme ça?

Così di più?

22. C'est mieux ?

Meglio?

23. C'est pire?
Peggio?

24. Soulevez la tête
Alzi la testa

25. Regardez en l'air
Alzi la testa in sù / guardi in sù

26. Regardez vers le bas / baissez la tête
In giù la testa / Guardi in giù

27. Tournez la tête à gauche
Giri la testa a sinistra

28. Tournez la tête à droite
Giri la testa a destra

29. Penchez la tête à gauche
Pieghi la testa a sinistra

30. Penchez la tête à droite
Pieghi la testa a destra

31. Détendez / restez détendu(e)

Rilassare

32. N'essayez pas de m'aider, je fais le mouvement, vous restez détendu(e)

Non aiuti, io faccio i movimenti, si rilassi

33. Levez les bras

In alto le braccia

34. Levez le bras droit

In alto il braccio destro

35. Baissez le bras droit

Abbassi il braccio destro

36. Levez le bras gauche

In alto il braccio sinistro

37. Baissez le bras gauche

Abbassi il braccio sinistro

38. Pliez la jambe

Piegare la gamba

39. Tendez la jambe
Stendere la gamba

40. Pliez le genou
Piegare il ginocchio

41. Tendez le genou
Stendere il ginocchio

42. Levez la jambe
Alzare la gamba

43. Couchez vous sur le dos
Si può sdraiarsi sulla schiena

44. Couchez vous sur le ventre
Si può sdraiarsi sulla pancia

45. Couchez vous sur le côté droit
Si può sdraiarsi sul'lato destro

46. Couchez vous sur le côté gauche
Si può sdraiarsi sul'lato sinistro

47. La tête ici, s'il vous plait
La testa qui per favore

48. Asseyez vous
Si sieda

49. Faites le mouvement avec moi.
Faccia anche lei i movimienti insieme

50. Poussez contre ma pression
Spinga verso la mia resistenza

51. Poussez plus fort
Spinga più forte

52. Poussez moins fort
Spinga più piano

53. Ceci est un exercice à faire à la maison
Questo è un esercizio per farlo a casa

54. Pliez les jambes et posez les pieds sous les genoux
Le gambe erette

55. Contractez les muscles du ventre / faites marcher vos abdominaux

Tendere la pancia

56. Contractez les muscles fessiers

Tendere il sedere

57. Contractez les muscles des jambes

Tendere le gambe

58. Contractez les muscles des bras

Tendere le braccia

59. Détendez vos muscles / vous

Rilasciare

60. Il est possible que ça fasse un peu mal

Puo essere che fà male un pó

61. Je vous montre, ensuite vous le faites

Io le faccio vedere, lei lo rifá

62. Faites trois séries à 10 répétitions

Lo fá 3 volte 10

63. Faites trois séries à 15 répétitions
Lo fá 3 volte 15

64. Faites trois séries à 20 répétitions
Lo fá 3 volte 20

65. Faites trois séries à 30 répétitions
Lo fá 3 volte 30

66. Une fois par semaine
Una volta la settimana

67. Deux fois par semaine
Due volte la settimana

68. Trois fois par semaine
Tre volte la settimana

69. Une fois par jour
Una volta al giorno

70. Deux fois par jour
Due volte al giorno

71. Trois fois par jour

Tre volte al giorno

72. Faites l'exercice devant le miroir

Faccia questi esercizi d'avanti lo specchio

73. Asseyez vous devant le miroir

Si sieda d'avanti lo specchio

74. Restez debout devant le miroir

Si metti in piedi d'avanti lo specchio

75. Ça ne doit pas faire mal

Questo non deve far del male

76. Ça ne doit pas arriver

Questo non deve succedere

Facilitation neuromusculaire par la proprioception

Rieducazione propriocettiva

1. Couchez vous sur le dos
   Si può sdraiarsi sulla schiena

2. Couchez vous sur le ventre
   Si può sdraiarsi sulla pancia

3. Couchez vous sur le côté droit
   Si può sdraiarsi sul lato destro

4. Couchez vous sur le côté gauche
   Si può sdraiarsi sul lato sinistro

5. La tête ici, s'il vous plait
   La testa qui per favore

6. Je vous montre comment faire le mouvement.
Le faccio vedere il movimento come deve fare

7. Je fais le mouvement, vous laissez le bras détendu
Io faccio il movimento e lei lascia il braccio rilasciato

8. Je fais le mouvement, vous laissez la jambe détendue
Io faccio il movimento e lei lascia la gamba rilasciata

9. Maintenant, appuyez/poussez contre ma pression
Spinga verso la mia resistenza

10. Ouvrez les doigts et la main
Apri le dita, la mano

11. Fermez les doigts et la main
Chiuda le dita, la mano

12. Tendez le coude
Stendere il gomito

13. Pliez le coude
   Piegare il gomito

14. Levez la jambe
   La gamba sù

15. Baissez la jambe
   La gamba giù

16. Contractez la jambe dans cette direction
   Tendere la gamba in questa direzione

17. Pliez le genou
   Piegare il ginocchio

18. Tendez le genou
   Stendere il ginocchio

19. Pliez la hanche
   Piegare i fianchi

20. Tendez la hanche
Stendere i fianchi

21. Détendez vous / détendez vos muscles
Rilassare

22. Plus
Di piú

23. Moins
Di meno

24. Plus fort
Piú forte

25. Moins fort
Piú debole

26. Moins vite
Piú piano

27. Plus vite
Piú svelto

28. Appuyez, poussez vers le haut
Spingere in sù

29. Appuyez, poussez vers le bas
Spingere giù

30. Maintenant dans l'autre direction
Adesso nell'altra direzione

31. En direction de l'épaule de l'autre côté
Direzione di fronte la spalla

32. En direction de la hanche de l'autre côté
Direzione di fronte ai fianchi

33. Vers l'oreille
Direzione verso l'orechio

34. Vers le nez

Direzione verso il naso

35. Vers la fenêtre

Direzione verso la finestra

36. Vers la porte

Direzione verso la porta

37. Vers le mur

Direzione verso il muro

38. Vers l'horloge

Direzione verso l'orologio

Mulligan

Mulligan

1. **Montrez moi quel mouvement vous provoque des douleurs**
   Mi faccia vedere quale movimento fa male

2. **Détendez vous / restez détendu**
   Si rilassi

3. **Maintenant, recommencez le mouvement.**
   Ripeta il movimento

4. **C'est mieux?**
   Meglio così?

5. **Avez-vous des douleurs en montant les escaliers?**
   Ha dei dolori quando sale le scale?

6. **Avez-vous des douleurs en descendant les escaliers?**
   Ha dei dolori quando scende le scale?

7. C'est mieux comme ça?

Meglio così?

8. Vous ne devez pas avoir de douleurs, si ça fait mal, dites stop.

Non deve avere dolore, se fà male mi dica "stop".

9. Si la ceinture vous fait mal, je peux mettre un petit coussin entre vous et la ceinture.

Se le fà male la cinta, metto un cuscino in mezzo.

10. Vous pouvez faire cet exercice à la maison avec une serviette.

A casa puo fare questo esercizio con un asciuga mano

11. Vous pouvez faire cet exercice à la maison avec une bande élastique.

A casa può fare questo esercizio con una gomma terapotica

12. Vous pouvez faire cet exercice à la maison avec un baton.

A casa può fare questo esercizio con un bastone

13. Vous pouvez acheter la balle dans un magasin de sport.

Questa palla la può comprare in un negozio sportivo

14. Vous pouvez acheter la bande élastique dans un magasin de sport.

Questa gomma terapotica la puó comprare in un negozio sportivo

15. Elle doit être rouge

Deve essere rosso

16. Elle doit être verte.

Deve essere verde

Exercices

Esercizi

1. Pliez
Piegare

2. Tendez
Stendere

3. Contractez vos muscles
Tendere

4. Détendez vos muscles
Rilasciare

5. Le postérieur en arrière
Il sedere in dietro

6. Contractez vos abdominaux / gardez les abdominaux contractés
Tendere la pancia / lasciare teso

7. Restez comme ça quelques secondes, ensuite détendez vos muscles

Rimanga così un paio di secondi, poi si rilasci

8. Il ne doit y avoir aucun mouvement.

Non ci deve essere un movimento

9. Ceci est pour la coordination

Questo e per la coordinazione

10. Faites trois séries à 10 répétitions

Lo fá 3 volte 10

11. Faites trois séries à 15 répétitions

Lo fá 3 volte 15

12. Faites trois séries à 20 répétitions

Lo fá 3 volte 20

13. Faites trois séries à 30 répétitions

Lo fá 3 volte 30

14. Faites une pause entre les séries

Faccia delle pause durante le sedute

15. Quelques secondes
Un paio di secondi

16. Quelques minutes
Un paio di minuti

17. Combien
Quanto?

18. Une fois par semaine
Una volta la settimana

19. Deux fois par semaine
Due volte la settimana

20. Trois fois par semaine
Tre volte la settimana

21. Une fois par jour
Una volta al giorno

22. Deux fois par jour
Due volte al giorno

23. Trois fois par jour
Tre volte al giorno

24. Faites l'exercice devant le miroir
Faccia questo esercizio davanti lo specchio

25. Asseyez vous devant le miroir
Si sieda davanti lo specchio

26. Restez debout devant le miroir
In piedi davanti lo specchio

27. Ceci est pour la musculation
Questo é per rinforzare

28. Faites le tous les jours à la maison
Farlo ogni giorno a casa

29. Faites les exercices devant le miroir pour pouvoir corriger les erreurs.
Faccia questi esercizi davanti lo specchio, per correggere se stesso

30. Cela ne doit pas arriver
Questo non deve succedere

31. Comme ça, c'est faux
Questo é sbagliato

32. Comme ça, c'est bien
Cosi é giusto

33. Lentement
Piano

34. Plus lentement
Più piano

35. Vite
Veloce

36. Plus vite
Più veloce

37. Pas de mouvements brusques
Non a strappi

38. Vous ne devez pas avoir de douleurs pendant des exercices.

Non deve avere dei dolori mentre fa l'esercizio

39. Si vous avez des douleurs pendant les exercices, ne les faites plus et dites le moi la prochaine fois

Se ha dei dolori mentre fa l'esercizio, lasci stare e melo dica la prossima volta

40. Avez-vous fait les exercices?

Ha fatto gli esercizi?

41. Avez-vous eu des douleurs?

Ha avuto dei dolori mentre ha fatto l'esercizio?

42. Montrez moi où vous avez eu des douleurs

Mi faccia vedere dov´ era il dolore?

43. Montrez moi comment vous faites l'exercice.

Mi faccia vedere come ha fatto l'esercizio.

44. Tenez vous debout sur la jambe droite

Stia in piedi sulla gamba destra

45. Tenez vous debout sur la jambe gauche
Stia in piedi sulla gamba sinistra

46. Tenez vous debout sur une jambe
Stia in piedi su una gamba

47. Ceci est pour l'équilibre
Questo é per l'equilibrio

48. Essayez de ne pas tanguer
Provi a non traballare

49. Essayez d'intégrer ce mouvement dans votre quotidien
Questo movimento puó farlo ogni giorno

Reprise de la marche

Rieducazione mobile

1. **Tenez vous droit(e)**
   Si metta diritto in piedi

2. **Faites des pas plus petits**
   Faccia dei passi più piccoli

3. **Faites des pas plus grands**
   Faccia dei passi più grande

4. **Faites des pas réguliers**
   Faccia dei passi regolari

5. **Roulez bien le pied**
   Faccia scorrere il piede

6. **D'abord le talon, ensuite le pied roule et se propulse en avant avec la pointe du pied**
   Prima sul calcagno, poi scorra il piede, spinga il piede avanti con il davanti del piede

7. Les béquilles accompagnent toujours la jambe malade

Questo aiuto deve andare con la gamba malata

8. Laissez les bras détendus le long du corps

Lasci andare le braccia penzolanti per il corpo

Drainage lymphatique

Linfodrainaggio

1. **On ne doit pas vous faire de prise de sang ou prendre votre tension à ce bras.**

   Su questo braccio non si deve misurare la pressione né fare puntura

2. **Vous devez faire attention à ne pas vous blesser**

   Cerci di non ferirsi

3. **Vous ne devez pas prendre de bain brûlant ou prendre de bain de soleil**

   Non deve fare bagno caldo né stare molto al sole

4. **Si vous remarquez une éruption cutanée, rendez vous immédiatement chez le médecin.**

   Se ha un sfogo doloroso, subito del medico

5. **Surélevez les jambes souvent, plusieurs fois par jour.**

   Metta piú tempo possibile al giorno le gambe alzate

6. Surélevez la jambe souvent, plusieurs fois par jour.
Metta piú tempo possibile al giorno la gamba alzata

7. Surélevez le bras souvent, plusieurs fois par jour.
Metta piú tempo possibile al giorno il braccio alzato

8. Avez-vous un bas de compression?
Ha una calza antitrombose?

9. Avez-vous des bas de compression?
Ha delle calze antitrombose?

10. Vous devez porter le bas tous les jours.
La calza la deve portare ogni giorno

11. Vous devez porter les bas tous les jours.
Le calze le deve portare ogni giorno

12. Vous devez porter le bas jour et nuit.
La calza la deve portare giorno e notte

13. Vous devez porter les bas jour et nuit.
Le calze le deve portare giorno e notte

14. Vous ne devez pas porter de vêtements trop serrés.

Non deve portare dei vestiti stretti

15. Couchez vous sur le dos

Si può sdraiarsi sulla schiena

16. Tournez vous sur le ventre

Si gira sulla pancia

17. Pouvez-vous vous coucher sur le ventre ou préfèrez vous vous assoir?

Si puó sdraiare sulla pancia o meglio sedersi?

18. Assis(e)?

Sedersi?

19. Pliez la jambe et posez le pied sous le genoux

Alzi la gamba

20. Pliez les jambes et posez les pieds sous les genoux

Alzi le gambe

21. Rapprochez vous un peu de moi
Scivoli un pó verso di me

22. Mettez vous un peu plus à gauche
Scivoli verso sinistra

23. Mettez vous un peu plus à droite
Scivoli verso destra

24. Mettez vous un peu plus haut
Scivoli verso la testa

25. Mettez vous un peu plus bas
Scivoli verso i piedi

26. Ça fait mal?
Fà male?

27. Ça ne doit pas faire mal
Non deve far male

Electrothérapie

Elettroterapia

1. Je vais poser deux électrodes

Le metto 2 elettrodi

2. Je vais poser quatre électrodes

Le metto 4 elettrodi

3. Il n'y a pas encore de courant électrique

Non scorre ancora corrente

4. Je monte un peu la puissance électrique

Giro piano ad alzere la corrente

5. Dites le moi, dès que vous sentez l'électricité

Mi dica quando comincia a sentire la corrente

6. Sentez vous l'électricité?

Sente la corrente?

7. Ça doit être agréable
Deve essere gradevole

8. Est-ce agréable?
É gradevole?

9. Vous ne devez sentir qu'un léger courant électrique
Deve sentire la corrente leggermente

10. Je baisse maintenant la puissance électrique jusqu'à ce que vous ne sentiez plus le courant.
Ora le giro la corrente giú finché non la sente piú

11. Cela va durer environ dix minutes
Dura ca. 10 minuti

12. Cela va durer environ quinze minutes
Dura ca 15 minuti

13. Cela va durer environ vingt minutes
Dura ca. 20 minuti

14. Lorsque c'est terminé, je reviens enlever les électrodes.

Quando é finito vengo é gli levo gli elettrodi

15. S'il y a un problème, appelez moi.

Se ha dei problemi, mi chiami

16. Je suis à côté

Sono quí vicino

Rééducation du périnée

Esercizi per la Diaframma pelvico

<u>Court</u>

1. Le périnée est un muscle qui se situe entre le pubis et le coccys.

Il diaframma pelvico é il muscolo frá l'osso pubico e il coccige.

2. Sa fonction principale est de fermer les ouvertures qui s'y trouvent.

La sua funzione é quella di chiudere le aperture che ci si trovano

3. Il travaille avec les muscles abdominaux et le diaphragme.

Lavora con i muscoli addominali e con il diaframma insieme.

4. C'est pour cela que ces muscles doivent aussi travailler pour remuscler le périnée.

Per questo bisogna far lavorare questi muscoli per rafforzare il diaframma pelvico.

5. Essayez de contracter le périnée en faisant comme si vous deviez aller aux toilettes mais que vous ne pouviez pas.

provi a tendere il diaframma pelvico come se dovesse andare in bagno ma non puó.

Long

1. Le Périnée est le muscle situé entre les os coxaux latéraux (les os sur lesquels on s'assoit) le coccyx et le pubis.

Il diaframma pelvico é il muscolo che si trove trá l'osso ischio destro e sinistro, il coccige e l'osso pubico.

2. La fonction principale du périnée est le contrôle de la continence. Grâce à un entrainement régulier, vous pourrez éviter une incontinence ou améliorer la situation dans le cas d'une incontinence déjà présente.

Il diaframma pelvico ha il compito di controllare la vostra fuori uscita di urina e feci. Per questo bisogna allenarlo regolarmente.

3. Le périnée protège et soutient les organes situés dans le bassin. C'est pour cette raison qu'un entrainement du périnée permet d'éviter une descente d'organes.

Il diaframma pelvico dá supporto agli organi addominali da sotto, per questo con allenamento anticipa un abbassamento degli organi.

4. Afin de fonctionner correctement, le périnée travaille avec les muscles abdominaux et le diaphragme, le muscle respiratoire le plus important.

Per far sì che questi esercizi riecano il diaframma pelvico lavora con i muscoli addominali e il diaframma, il principale muscolo respiratorio.

5. C'est pour cette raison qu'il faut faire travailler ces muscles afin de remuscler le périnée.

Per questo bisogna far lavorare i muscoli per far sí che il diaframma pelvico si rafforzi

6. Essayez de contracter votre périnée en vous imaginant que vous fermer votre anus et votre vagin.

Provi a tendere il diaframma pelvico come se volesse chiudere l'ano e la sua vagina.

7. Essayez de contracter votre périnéé en le contractant comme si vous aviez besoin d'aller aux toilettes mais que vous ne pouviez pas.

Provi a tendere il diaframma pelvico come se devesse andare in bagno me non puó.

8. Inspirez profondément, contractez votre ventre et expirez en même temps.

Aspiri profondamente e poi respiri piano tendere la pancia

9. Je vous montre et ensuite vous le faites.

Le faccio vedere dopo lei lo rifá.

Thérapie respiratoire

Riabilitazione respiratoria

1. Inspirez par le nez
Aspiri con il naso

2. Expirez par la bouche
Respiri con la bocca

3. Je vous montre, ensuite vous le faites.
Le faccio vedere come deve fare, e lei lo rifá

4. Lentement
Piano

5. Plus lentement
Più piano

6. Vite
Veloce

7. Plus vite
Piú veloce

8. Profondément
Profondamente

9. Plus profondément
Più profondamente

10. Superficiellement
Superficialmente

11. Moins profondément
Più superficialmente

12. Respirez plus dans le ventre
Respiri piu nella pancia

13. Le ventre doit devenir plus gros lorsque vous inspirez
La pancia deve gonfiarsi quando lei aspire

14. Posez vos mains sur le ventre

Mette le mani sulla pancia

15. Posez vos mains sur la cage thoracique

Mette le braccia sul petto

16. Votre ventre doit faire bouger vos mains lorsque vous inspirez

Le sue mani si dovrebbero muovere dalli pancia quando lei aspire.

Pratique

Utile

1. Bonjour
Buon giorno

2. Au revoir
Ciao

3. S'il vous plaît
Prego

4. Merci
Grazie

5. Restez relaxé
Rilasci

6. C'est douloureux?
Fà male?

7. C'est mieux comme cela?
Meglio cosi?

8. Plus fort?
Più forte?

9. Oui
Si

10. Non
No

11. Je suis désolé, je ne comprends pas
Mi dispiace, ma non la capisco

Français => Turc

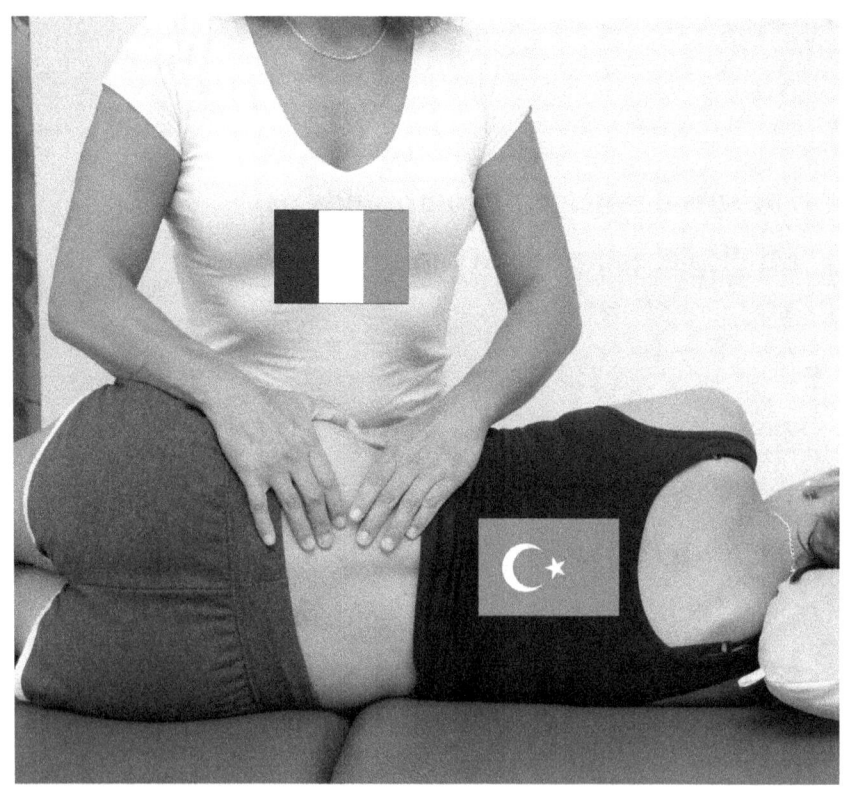

Réception

1. Bonjour
Iyi günler

2. Je suis...
Ben ...

3. Avez-vous une ordonnance?
Rezeptiniz varmı?

4. OUI
Evet

5. NON
Hayır

6. Avez-vous une carte vitale?
Sigortakartınız varmı?

7. Pouvez-vous apporter votre carte vitale la prochaine fois?

Birdahki sefere sigorta kartını getire bilirmisiniz

8. Pouvez-vous m'écrire votre numéro de téléphone, s'il vous plait?

Telefon numaranızı yaza bilirmisiniz

9. Il y a une erreur sur l'ordonnance, vous devez retourner chez le medecin pour qu'il la corrige.

Bu yalnış bir recete, doktorunuza bir başka recete isteyiniz

10. Avez-vous un rapport du médecin / des radios, des tomographies?

Doktorunuzdan bir bildiri, Röntgen, CT resimleri varmı?

11. Pouvez-vous amener les radios, les tomographies la prochaine fois?

Birdahki sefere CT resimlerinizi getire bilirmisiniz

12. Voici vos rendez-vous

Bunlar sizin terminleriniz

13. Si les rendez-vous ne vous conviennent pas, dites le moi

Terminler size uygun degilse bana bildiriniz

14. Ça ne va pas?

Burada olmaz

15. Pas ce jour là?

Bu günde olmaz

16. Plutôt le matin

Öğleden önce daha iyi?

17. Plutôt l'après-midi

Öğleden sonra daha iyi?

18. Lundi

Pazartesi

19. Mardi

Salı

20. Mercredi

Çarşamba

21. Jeudi
Perşembe

22. Vendredi
Cuma

23. Samedi
Cumartesi

24. Dimanche
Pazar

25. Je suis désolée, vous êtes en avance
Özür dilerim, ama erken geldiniz

26. Je suis désolée, vous êtes en retard
Özür dilerim, ama geç geldiniz

27. Ce n'est pas possible cette semaine
Bu hafta olmaz

28. Ce n'est pas possible aujourd'hui
Bugün olmaz

29. A partir de la semaine prochaine
En geç birdahaki hafta

30. A partir du mois prochain
En geç birdahaki ay

31. La / le thérapeute est en vacances
Terapist izinde

32. La / le thérapeute est malade
Terapist hasta

33. Voulez-vous un autre thérapeute ?
Başka bir terapisti kabul edermisiniz

34. OUI
Evet

35. NON
Hayır

36. Voulez-vous avoir le / la même thérapeute?
Aynı terapist te kalmak istiyormusunuz?

37. Voulez-vous attendre que le / la thérapeute revienne?

Terapist gelmesini beklemek istiyormusunuz?

38. Voici votre facture.

Faturanız burada

39. Voulez-vous payer maintenant ?

Şimdi ödemek istermisiniz

40. Voulez-vous payer contant?

Bar mı ödemek istiyorsunuz?

Anamnese

1. **Deshabillez vous s'il vous plait**
   Lütfen üzerinizi soyunun

2. **Pouvez-vous enlevez votre haut?**
   Üst tarafınızı çıkarınız

3. **Pouvez-vous enlever votre pantalon?**
   Pantolonunuzu çıkarınız

4. **Pouvez-vous enlever votre jupe?**
   Eteginizi çıkarınız

5. **Avez-vous des douleurs?**
   Agrınız varmı

6. **Oui**
   Evet

7. Non
Hayır

8. Montrez moi où vous avez des douleurs
Nerenizde agrınız var bana gösteriniz

9. Où sont vos douleurs ?
Nerede agrınız var?

10. Les douleurs se diffusent-elles dans le bras?
Agrınız kolunuza tesir ediyormu?

11. Les douleurs se diffusent-elles dans la jambe?
Agrınız ayagınıza tesir ediyormu?

12. Où les douleurs se diffusent ?
Agrınız nerenize tesir ediyor?

13. Montrez moi
Bana gösteriniz

14. Avez-vous des zones insensibles?
Uyuşukluk varmı ?

15. Où?
Nerede?

16. Avez-vous des paralysies, faiblesses musculaires?
Tutukluk varmı ?

17. Avez-vous des fourmis?
Karıncılanma varmı ?

18. Où?
Nerede?

19. Depuis quand?
Ne zamandan beri?

20. Depuis plusieurs jours
Günlerdir

21. Depuis plusieurs semaines
Haftalardir

22. Depuis plusieurs mois
Aylardir

23. Depuis plusieurs années
yillardir

24. Comment est la douleur?
Agrınız ne şekilde

25. Lancinante
Igne batar şekilde

26. Diffuse
Sızı şeklinde

27. Par élancements
Ceker şekilde

28. La douleur a-t-elle commencé doucement?
Yavaşmı Başladı agrınız?

29. La douleur a-t-elle commencé d'un seul coup?
Hızlımı Başladı agrınız?

30. La douleur persiste-t-elle longtemps?
Agrınız uzun bir şüre devam ediyormu?

31. Plusieurs secondes
Saniyelerce

32. Plusieurs minutes
Dakikalarca

33. Plusieurs heures
Saatlerce

34. Plusieurs jours
Günlerce

35. Avez-vous eu un accident?
Kaza geçirdinizmi?

36. Avez-vous déjà recu des soins ?
Müdahale edildimi

37. Oui
Evet

38. Non

Hayır

39. Faites vous de l'hypertension?

Tansiyonunuz varmı ?

40. Avez-vous le diabète?

Diyabet hastalığınız varmı ?

41. Avez-vous des vertiges?

Başınız dönüyormu?

42. Etes vous enceinte?

Hamilemisınız?

43. Depuis combien de mois?

Kacıncı aydasınız?

44. Prenez vous des antidouleurs?

Agrı ilaçları Kullanıyormusunuz?

45. Prenez vous des anticoagulants? / des médicaments?

Kan inceltici ilaç Kullanıyormusunuz?

46. Avez-vous des problèmes de thyroide?
Kuadırınız varmı?

47. Avez-vous des problèmes cardiaques?
Kalp probleminiz varmı?

48. Avez-vous des maux de tête?
Baş agrınız varmı?

49. Vous êtes vous fait opérer?
Ameliyal oldunuzmu?

50. Quand vous êtes vous fait opérer?
Nezaman ameliyat oldunuz?

51. Il y a quelques jours
Birkaç gün

52. Il y a quelques mois
Birkaç ay

53. Il y a quelques années
Birkaç yıl

54. Vous devez aller chez le médecin

Doktora gitmek sorundasınız

55. Avez-vous des douleurs liées à une activité / pendant une activité?

Çalışır halde agrınız varmı?

56. Avez-vous des douleurs au repos?

Dinlenik bir halde agrınız varmı?

57. Quand les douleurs sont-elles maximales?

Agrınız ne zaman daha fazla?

58. Le matin

Sabahları

59. Le soir

Akşamları

60. La nuit

Geceleri

61. Toujours pareil

Herzaman aynı

62. En marchant quand ça monte
Yürürken üst tarafa doğru

63. En marchant quand ça descend
Yürürken alt tarafa doğru

64. En montant les escaliers
Merdivenleri cikarken

65. En descendant les escaliers
Merdivenleri inerken

66. Quand vous restez assis(e) longtemps?
uzun oturdugum zaman

67. Après être resté assis(s) longtemps?
Uzun süre oturduktan sonra

68. Lors de très petits mouvements?
Kisa hareketlerde

69. Êtes vous allé(e) à l'hôpital/ en cure?
Hasta kur ziyaretinde bulundunuzmu?

70. Combien de temps?
Nekadar?

71. Plusieurs jours
Günlerdir

72. Plusieurs semaines
Haftalardir

73. Plusieurs mois
Aylardir

74. Quand êtes vous sorti(e) de l'hôpital?
Nezaman hastaneden taburcu oldunuz

75. Hier
Dün

76. Avant-hier
Evvelsi gün

77. Il y a quelques jours
Birkaç gün evvel

78. Combien ?

Kaç tane?

79. Il y a quelques semaines

Birkaç hafta önce

80. Il y a quelques mois

Birkaç ay önce

Massage

1. Vous pouvez vous déshabiller
   Lütfen üzerinizi soyun

2. Pouvez-vous enlever votre haut?
   Üst tarafınızı çıkarınız

3. Pouvez-vous enlever votre pantalon?
   Pantolonunuzu çıkarınız

4. Pouvez-vous enlever votre jupe?
   Eteginizi çıkarınız

5. Couchez vous sur le dos
   Sırt üstü yatınız

6. Couchez vous sur le ventre
   Karnınızın üstüne yatınız

7. Couchez vous sur le côté droit
   Sag tarafınıza yatınız

8. Couchez vous sur le côté gauche
   Sol tarafınıza yatınız

9. La tête ici, s'il vous plait
   Başınız buraya lütfen

10. Voulez-vous une couverture?
   Bastanıye istermisiniz?

11. Avez-vous froid
   Üsuyormusunuz?

12. Avez-vous trop chaud?
   Sıcaklıyormusunuz?

13. Mettez votre bras drois en bas
   Sag kolunuzu aşagıya indirin

14. Mettez votre bras drois en haut
   Sag kolunuzu yukarıya kaldırınız

15. Mettez votre bras droit le long du corps
   Sag kolunuzu vucudunuza doğru tutun

16. Mettez votre bras gauche en bas
   Sol kolunuzu indirin

17. Mettez votre bras gauche en haut
   Sol kolunuzu kaldırın

18. Mettez votre bras gauche le long du corps
   Sol kolunuzu vücudunuza doğru tutun

19. Asseyez vous, s'il vous plait
   Lütfen oturunuz

20. Détendez vos épaules
   Omuzunuzu serbest birakin

21. Regardez devant vous

Öne doğru bakınız

22. Ça fait mal?

Acıyor mu?

23. Est-ce que je vous fais mal?

Acıtıyormuyum?

24. Montrez moi ou ça fait mal

Neresi agrıdıgını bana gösterin

25. Est-ce-que la pression est bonne / est-ce que j'appuie bien?

Bu baskı iyimi?

26. OUI ?

Evet

27. NON?

Hayır

28. Plus fort ?

Fazla?

29. Moins fort?

Daha az?

30. C'est mieux?

Daha iyi?

31. C'est moins bien?

Daha kötü?

Thérapie manuelle

1. **Vous pouvez vous déshabiller**
   Lütfen üzerinizi soyun

2. **Pouvez-vous enlever votre haut?**
   Üst tarafınızı çıkarınız

3. **Pouvez-vous enlever votre pantalon?**
   Pantolonunuzu çıkarınız

4. **Pouvez-vous enlever votre jupe?**
   Eteginizi çıkarınız

5. **Oú Avez-vous mal / des douleurs?**
   Ağrınız nerede?

6. **Est-ce que vous allez mieux depuis la dernière thérapie?**
   Son müdahaleden sonra iyilesme varmı?

7. Est-ce moins bien qu'avant?
Dahamı kötü oldu?

8. Avez-vous plus de douleurs maintenant?
Daha fazla agrınız varmı?

9. Avez-vous moins de douleurs maintenant?
Daha az agrınız varmı?

10. Où sont les douleurs maintenant / où Avez-vous mal maintenant
Şimdi agrılar nerede?

11. Tenez vous sur une jambe
Bir ayakta durunuz

12. Maintenant, tenez vous sur l'autre jambe
Şimdi diger ayagınızın üzerinde durunuz

13. Tenez vous debout seulement sur les talons
Topugunuzun üzerinde durunuz

14. Tenez vous debout sur la pointes des pieds
Parmak uclarinin üzerinde durunuz

15. Asseyez vous
Oturunuz

16. Faites le dos rond
Kendinizi bükünüz

17. Mettez la tête en avant / posez le menton sur votre sternum
Başınızı eginiz

18. Ça tire?
Cekme varmı?

19. Ça fait mal / C'est douloureux?
Acı vericimi?

20. C'est moins douloureux comme ça?
Dahamı az?

21. C'est plus douloureux comme ça?
Dahamı fazla?

22. C'est mieux ?
Iyimi?

23. C'est pire?
Kötümü?

24. Soulevez la tête
Başınızı kaldırınız

25. Regardez en l'air
Başınızı yukarı

26. Regardez vers le bas / baissez la tête
Başınızı aşagıya

27. Tournez la tête à gauche
Başınızı sola döndürünüz

28. Tournez la tête à droite

    Başınızı sağa ceviriniz

29. Penchez la tête à gauche

    Başınızı sola eğiniz

30. Penchez la tête à droite

    Başınızı saga eğiniz

31. Détendez / restez détendu(e)

    Serbest bırakınız

32. N'essayez pas de m'aider, je fais le mouvement, vous restez détendu(e)

    Yardım etmeyiniz, ben hareketleri yapacagım, siz serbest bırakın

33. Levez les bras

    Kollar yukarı

34. Levez le bras droit

    Sag kol yukarı

35. Baissez le bras droit
   Sag kol aşagıya

36. Levez le bras gauche
   Sol kol yukarı

37. Baissez le bras gauche
   Sol kol aşagıya

38. Pliez la jambe
   Bacaklarınız eginiz

39. Tendez la jambe
   Bacaklarınız uzatınız

40. Pliez le genou
   Dizinizi eginiz

41. Tendez le genou
   Dizinizi uzatınız

42. Levez la jambe

Bacagınızı kaldırınız

43. Couchez vous sur le dos

Sırt üstü yatınız

44. Couchez vous sur le ventre

karnınızın üstüne yatınız

45. Couchez vous sur le côté droit

Sag tarafınıza yatınız

46. Couchez vous sur le côté gauche

Sol tarafınıza yatınız

47. La tête ici, s'il vous plait

Başınız buraya lütfen

48. Asseyez vous

Oturunuz

49. Faites le mouvement avec moi.

Hareketleri birlikte yapınız

50. Poussez contre ma pression

Aksi yönde hareket ediniz

51. Poussez plus fort

Daha sert hareket ediniz

52. Poussez moins fort

Daha hafif hareket ediniz

53. Ceci est un exercice à faire à la maison

Evde yapacagınız hareketler

54. Pliez les jambes et posez les pieds sous les genoux

Bacaklarınızı kaldırınız

55. Contractez les muscles du ventre / faites marcher vos abdominaux

Karnınızı kasınız

56. Contractez les muscles fessiers
Kalcanızı kasınız

57. Contractez les muscles des jambes
Bacaklarınızı kasınız

58. Contractez les muscles des bras
Kollarınızı kasınız

59. Détendez vos muscles / vous
Serbest bırakın

60. Il est possible que cela fasse un peu mal
Biraz acıması mümkün

61. Je vous montre, ensuite vous le faites
Ben size göstereyim, siz tekrarlayın

62. Faites trois séries à 10 répétitions
3 Adet 10 defa tekrarlayın

63. Faites trois séries à 15 répétitions
3 Adet 15 defa tekrarlayın

64. Faites trois séries à 20 répétitions
3 Adet 20 defa tekrarlayın

65. Faites trois séries à 30 répétitions
3 Adet 30 defa tekrarlayın

66. Une fois par semaine
Bir defa haftada

67. Deux fois par semaine
Iki defa haftada

68. Trois fois par semaine
Üç defa haftada

69. Une fois par jour
Günde bir defa

70. Deux fois par jour
Günde iki defa

71. Trois fois par jour
Günde üç defa

72. Faites l'exercice devant le miroir
Hareketleri aynanın önünde yapınız

73. Asseyez vous devant le miroir
Aynanın önünde oturunuz

74. Restez debout devant le miroir
Aynanın önünde durunuz

75. Ça ne doit pas faire mal
Ağrı hisetmemeniz gerekir

76. Ça ne doit pas arriver
Bunun olmaması gerekir

Facilitation neuromusculaire par la proprioception

1. Couchez vous sur le dos
   Sırt üstü yatınız

2. Couchez vous sur le ventre
   Karnınızın üstüne yatınız

3. Couchez vous sur le côté droit
   Sag tarafınıza yatınız

4. Couchez vous sur le côté gauche
   Sol tarafınıza yatınız

5. La tête ici, s'il vous plait
   Başınız buraya lütfen

6. Je vous montre comment faire le mouvement.
   Hareketlerin nasıl olacağını ben size göstereyim

7. Je fais le mouvement, vous laissez le bras détendu

Ben hareketleri yapıyorum, siz kolunuzu gevşek tutunuz

8. Je fais le mouvement, vous laissez la jambe détendue

Ben hareketleri yapıyorum, siz ayağınızı gevşek tutunuz

9. Maintenant, appuyez/poussez contre ma pression

şimdi hareketlerime karşı durun

10. Ouvrez les doigts et la main

Parmakları, Eli acınız

11. Fermez les doigts et la main

Parmakları, elinizı kapatınız

12. Tendez le coude

Dir seginizı uzatınız

13. Pliez le coude

Dir seginizı cekiniz

14. Levez la jambe

Bacagınızı kaldırınız

15. Baissez la jambe

Bacagınızı indiriniz

16. Contractez la jambe dans cette direction

Bacagınızı yöne göre ayarlayınız

17. Pliez le genou

Dizinizi eginiz

18. Tendez le genou

Dizinizi uzatın

19. Pliez la hanche

Kalçanızı eğin

20. Tendez la hanche

Kalçanız uzatınız

21. Détendez vous / détendez vos muscles

Serbest bırakın

22. Plus

çok

23. Moins

az

24. Plus fort

Fazla?

25. Moins fort

Daha az?

26. Moins vite

Daha yavaş

27. Plus vite
Daha hızlı

28. Appuyez, poussez vers le haut
Yukarı doğru basdırınız

29. Appuyez, poussez vers le bas
aşagı doğru basdırınız

30. Maintenant dans l'autre direction
Şimdi diger tarafa

31. En direction de l'épaule de l'autre côté
Hareket karşı yöndeki omuza

32. En direction de la hanche de l'autre côté
Hareket karşı yöndeki kalçaya

33. Vers l'oreille
Yön kulak

34. Vers le nez
   Yön burun

35. Vers la fenêtre
   Yön Pencere

36. Vers la porte
   Yön kapi

37. Vers le mur
   Yön durar

38. Vers l'horloge
   Yön saat

Mulligan

1. **Montrez moi quel mouvement vous provoque des douleurs**
   Hangi harekete agrınız var

2. **Détendez vous / restez détendu**
   Serbest bırakınız

3. **Maintenant, recommencez le mouvement.**
   Hareketi tekrarlayınız

4. **C'est mieux?**
   Dahami iyi?

5. **Avez-vous des douleurs en montant les escaliers?**
   Agrınız varmı merdüwenden cıkarsanıs ?

6. **Avez-vous des douleurs en descendant les escaliers?**
   Agrınız varmı merdüwenden asaya inerken ?

7. C'est mieux comme ça?

Böyle dahami iyi?

8. Vous ne devez pas avoir de douleurs, si ça fait mal, dites stop.

Agrınız olmaması gerekir, acı duyarsanız "Dur" deyiniz

9. Si la ceinture vous fait mal, je peux mettre un petit coussin entre vous et la ceinture.

Kayış acıtıyorsa arasına singer koyayım

10. Vous pouvez faire cet exercice à la maison avec une serviette.

Evde bu hareketleri havlu ile yapa bilirsiniz

11. Vous pouvez faire cet exercice à la maison avec une bande élastique.

Evde bu hareketleri therabandla yapa bilirsiniz

12. Vous pouvez faire cet exercice à la maison avec un baton.

Evde bu hareketleri degnekle yapa bilirsiniz

13. Vous pouvez acheter la balle dans un magasin de sport.

Topu spor dükanından satın alabilirsiniz

14. Vous pouvez acheter la bande élastique dans un magasin de sport.

Theraband d spor dükanindan satin alabilir

15. Elle doit être rouge

Kırmızı olsun

16. Elle doit être verte.

Geşi olsun

Exercices

1. Pliez
Egilin

2. Tendez
Uzanın

3. Contractez vos muscles
Kasılın

4. Détendez vos muscles
Serbest bırakın

5. Le postérieur en arrière
Alnınız arkaya

6. Contractez vos abdominaux / gardez les abdominaux contractés
Karnınızı kasın, kasılmış bırakın

7. Restez comme ça quelques secondes, ensuite détendez vos muscles

Birkaç sanıye böyledurun, sonra serbest bırakın

8. Il ne doit y avoir aucun mouvement.

Hareket olmamak zorunda

9. Ceci est pour la coordination

Kordine için

10. Faites trois séries à 10 répétitions

3 Kere 10 adet tekrarlayın

11. Faites trois séries à 15 répétitions

3 Adet 15 defa tekrarlayın

12. Faites trois séries à 20 répétitions

3 Adet 20 defa tekrarlayın

13. Faites trois séries à 30 répétitions

3 Adet 30 defa tekrarlayın

14. Faites une pause entre les séries
Seriler arasında mola verin

15. Quelques secondes
Birkaç saniye

16. Quelques minutes
Birkaç dakika

17. Combien
Kaç tane?

18. Une fois par semaine
Bir defa haftada

19. Deux fois par semaine
Iki defa haftada

20. Trois fois par semaine
Üç defa haftada

21. Une fois par jour
Günde bir defa

22. Deux fois par jour
   Günde iki defa

23. Trois fois par jour
   Günde üç defa

24. Faites l'exercice devant le miroir
   Hareketleri aynanın önünde yapınız

25. Asseyez vous devant le miroir
   Aynanın önünde oturunuz

26. Restez debout devant le miroir
   Aynanın önünde durunuz

27. Ceci est pour la musculation
   Bu güç toplamanız için

28. faites le tous les jours à la maison
   Evde her gün yapınız

29. Faites les exercices devant le miroir pour pouvoir corriger les erreurs.
Hareketleri aynanın karşısında yapınız, kendiniz kontrol edebilmeniz için

30. Cela ne doit pas arriver
Bunun olmaması gerekir

31. Comme ça, c'est faux
Bu yalnış

32. Comme ça, c'est bien
Böyle doğru

33. Lentement
Yavaş

34. Plus lentement
Daha yavaş

35. Vite
Hızlı

36. Plus vite

Daha hızlı

37. Pas de mouvements brusques

Acil hareket etmeyiniz

38. Vous ne devez pas avoir de douleurs pendant des exercices.

Hareketlerde acı hissetmemeniz gerekir

39. Si vous avez des douleurs pendant les exercices, ne les faites plus et dites le moi la prochaine fois

Hareketleri yaparken agrı hissederseniz, yapayınız ve bana bir dahaki sefere söyleyiniz

40. Avez-vous fait les exercices?

Hareketleri yaptınızmı?

41. Avez-vous eu des douleurs?

Agrı hisettinizmi?

42. Montrez moi où vous avez eu des douleurs

Nerede agrınız var bana gösteriniz

43. Montrez moi comment vous faites l'exercice.
Hareketlerinasıl yaptınız bana gösteriniz

44. Tenez vous debout sur la jambe droite
Sag ayagınızın üzerinde durunuz

45. Tenez vous debout sur la jambe gauche
Sol ayagınızın üzerinde durunuz

46. Tenez vous debout sur une jambe
Bir ayagınızın üzerinde durunuz

47. Ceci est pour l'équilibre
Bu denge için

48. Essayez de ne pas tanguer
Hareketsıs durunuz

49. Essayez d'intégrer ce mouvement dans votre quotidien
Bu hareketleri yaşamınızda uygulayın

Reprise de la marche

1. Tenez vous droit(e)
Düz durunuz

2. Faites des pas plus petits
Kısa adımlar atınız

3. Faites des pas plus grands
Uzun adımlar atınız

4. Faites des pas réguliers
Sık adımlar atınız

5. Roulez bien le pied
Ayagınızı bükünüz

6. D'abord le talon, ensuite le pied roule et se propulse en avant avec la pointe du pied
Önce topugunuzun üzerine, sonra parmaklarınızın üzerine durunuz

7. Les béquilles accompagnent toujours la jambe malade.

Bastonunuz hasta ayagınızla birlikte gider

8. Laissez les bras détendus le long du corps

Kollarınızı vucudunuzda paralel olarak sallayınız

Drainage lymphatique

1. **On ne doit pas vous faire de prise de sang ou prendre votre tension à ce bras.**

   Bu kolda tansiyan yada igne vurunmayınız

2. **Vous devez faire attention à ne pas vous blesser**

   Mümkün oldugu kadar yaralanmayınız

3. **Vous ne devez pas prendre de bain brûlant ou prendre de bain de soleil**

   Sicak banyo yapmayınız veya güneş altinda fazla kalmayınız

4. **Si vous remarquez une éruption cutanée, rendez vous immédiatement chez le médecin.**

   Aci verici bir vakkada hemen doktora gidiniz

5. **Surélevez les jambes souvent, plusieurs fois par jour.**

   Bacaklarınızı günde birkaç defa yukarı kaldırınız

6. Surélevez la jambe souvent, plusieurs fois par jour.
Bacagınızı günde birkaç defa yukarı kaldırınız

7. Surélevez le bras souvent, plusieurs fois par jour.
Kolunuzu günde birkaç defa yukarı kaldırınız

8. Avez-vous un bas de compression?
Kombres corabınız varmı?

9. Avez-vous des bas de compression?
Kombres coraplarınız varmı?

10. Vous devez porter le bas tous les jours.
Corabi hergün giymelisiniz

11. Vous devez porter les bas tous les jours.
Corapları her gün giymelisiniz

12. Vous devez porter le bas jour et nuit.
Corabi gece gündüz giymelisiniz

13. Vous devez porter les bas jour et nuit.

Corapları gece gündüz giymelisiniz

14. Vous ne devez pas porter de vêtements trop serrés.

Sıkı kıyafetlerden kacınınız

15. Couchez vous sur le dos

Sirt üzeri yatınız

16. Tournez vous sur le ventre

Karnınızın üzerine dönünüz

17. Pouvez-vous vous coucher sur le ventre ou préfèrez vous vous assoir?

Karnınızın üzerine uzana biliyormusunuz yada oturmakmı istersiniz

18. Assis(e)?

Oturun?

19. Pliez la jambe et posez le pied sous le genoux

Ayak yukarı

20. Pliez les jambes et posez les pieds sous les genoux
Ayaklar yukarı

21. Rapprochez vous un peu de moi
Biraz bana doğru kayınız

22. Mettez vous un peu plus à gauche
Sol tarafa kayınız

23. Mettez vous un peu plus à droite
Sag tarafa kayınız

24. Mettez vous un peu plus haut
Bas yukarı kayınız

25. Mettez vous un peu plus bas
Ayak aşagi kayınız

26. Ça fait mal?
Aciyormu?

27. Ça ne doit pas faire mal
Aci hisset memeniz gerekir

Electrothérapie

1. **Je vais poser deux électrodes**
   Iki elektrot baglayacagım

2. **Je vais poser quatre électrodes**
   Dört elektrot baglayacagım

3. **Il n'y a pas encore de courant électrique**
   Henüz ceyran akmamakta

4. **Je monte un peu la puissance électrique**
   Ceyranı yavas yukarı cıkar tıyorum

5. **Dites le moi, dès que vous sentez l'électricité**
   Ceyran hissettiginiz taktirde bana bildiriniz

6. **Sentez vous l'électricité?**
   Ceyranı hissediyormusunuz

7. **Ça doit être agréable**
   Iyi bir his vermesi gerekiyor

8. Est-ce agréable?

Iyi bir his veriyormu?

9. Vous ne devez sentir qu'un léger courant électrique

Ceyranı cok hafif bir şekilde hissetmelisiniz

10. Je baisse maintenant la puissance électrique jusqu'à ce que vous ne sentiez plus le courant.

Ceyranı şimdi acagıya indiriyorum birşey hissetmeyene kadar

11. Cela va durer environ dix minutes

Aşagı yukarı on dakika sürer

12. Cela va durer environ quinze minutes

Aşagı yukarı onbeş dakika sürer

13. Cela va durer environ vingt minutes

Aşagı yukarı yirmi dakika sürer

14. Lorsque c'est terminé, je reviens enlever les électrodes.

Bittiği zaman elektrotları cikarmaya gelecegim

15. S'il y a un problème, appelez moi.
   Bir probleminiz olursa cagrın beni

16. Je suis à côté
   Ben yan taraftayım

Rééducation du périnée

Court

1. **Le périnée est un muscle qui se situe entre le pubis et le coccys.**
   Kalça alt kası kasıkkemiği ile arasın oturma kemiğinin

2. **Sa fonction principale est de fermer les ouvertures qui s'y trouvent.**
   Onun görevi, oradaki açık olan bölümü kapatmaktır

3. **Il travaille avec les muscles abdominaux et le diaphragme.**
   Karın kasları ve böleceğinizle birlikte çalışır

4. **C'est pour cela que ces muscles doivent aussi travailler pour remuscler le périnée.**
   Bu yüzden bu kasları birlikte çalıştırmak gerekiyor kalça alt kasını güçlendirmek için

5. Essayez de contracter le périnée en faisant comme si vous deviez aller aux toilettes mais que vous ne pouviez pas.

Kalça alt kaslarınkı kasınız, tuvalete gitmeniz gerektiğini ancak yapamadığınız hisini vermesi gerekiyor

Long

1. Le Périnée est le muscle situé entre les os coxaux latéraux (les os sur lesquels on s'assoit) le coccyx et le pubis.

kalça alt kası, sag ve sol kuyruk kemiği, kasık kemiği ve oturma kemiğinin arasındaki kastır

2. La fonction principale du périnée est le contrôle de la continence. Grâce à un entrainement régulier, vous pourrez éviter une incontinence ou améliorer la situation dans le cas d'une incontinence déjà présente.

Kalça alt kası, idrar ve diskiliğinizi kontrol altında tutmanıza yardımcı olar

3. **Le périnée protège et soutient les organes situés dans le bassin. C'est pour cette raison qu'un entrainement du périnée permet d'éviter une descente d'organes.**

   Bunun yanında kalça alt kasığı, iç karın organlarını tutar ve alttan destekler. Bu yüzden kalça alt kas ant man çalışmalarıda sorunsuz çökmelere karşı kaya bilirsiniz

4. **Afin de fonctionner correctement, le périnée travaille avec les muscles abdominaux et le diaphragme, le muscle respiratoire le plus important.**

   Bu görerleri yapabilmeniz için, kalça alt kası, karın kası ve böleçiinizle birlikte çalışırı en önemli nefes kaslarıdır

5. **C'est pour cette raison qu'il faut faire travailler ces muscles afin de remuscler le périnée.**

   Bu yüzden bu kasleri birlikte çalıştırmak gerekiyor kalça alt kasını güçlendirmek için

6. **Essayez de contracter votre périnée en vous imaginant que vous fermer votre anus et votre vagin.**

   Kalça alt kaslarınızı kasınız, vajinanızın kapandığını hissi vemesi gerekiyor

7. Essayez de contracter votre périnéé en le contractant comme si vous aviez besoin d'aller aux toilettes mais que vous ne pouviez pas.

Kalça alt kaslarınız kasınız, tuvalette gitmeniz gerektiğini ancak yapamadığınızın hissini vermesi gerekiyor

8. Inspirez profondément, contractez votre ventre et expirez en même temps.

derin nefes alın, nefes verirken karnınızı kasınız

9. Je vous montre et ensuite vous le faites.

Ben size gösteriyorum, siz sonra tekrarlayın

Thérapie respiratoire

1. Inspirez par le nez
burundan nefes alınız

2. Expirez par la bouche
Agizdan nefes veriniz

3. Je vous montre, ensuite vous le faites.
Ben yapıyorum siz tekrar ediniz

4. Lentement
Yavaş

5. Plus lentement
Daha yavaş

6. Vite
Hızlı

7. Plus vite
Daha hızlı

8. Profondément
Derinden

9. Plus profondément
Daha derinden

10. Superficiellement
Gelişi güsel

11. Moins profondément
Daha gelişi güsel

12. Respirez plus dans le ventre
Karniniza hava veriniz

13. Le ventre doit devenir plus gros lorsque vous inspirez
Karnınız büyümeli nefes aldığınızda

14. Posez vos mains sur le ventre
Ellerinizi karnınızın üzerine koyunuz

15. Posez vos mains sur la cage thoracique

Ellerinizi göğüsünüze koyunuz

16. Votre ventre doit faire bouger vos mains lorsque vous inspirez

Elleriniz nefes alıp vermenizde hareket etmeli

Pratique

1. Bonjour
Iyi günler

2. Au revoir
Hoşcakalınız

3. S'il vous plaît
Lütfen

4. Merci
Teçekürler

5. Restez relaxé
Serbest bırakınız

6. C'est douloureux?
Acı veriyormu?

7. C' est mieux comme cela?
Dahami iyi?

8. Plus fort?
Daha hızlı?

9. Oui
Evet

10. Non
Hayır

11. Je suis désolé, je ne comprends pas
Özür dilerim sizi anliyamıyorum

Mot de la fin

Je tiens à dire merci à tous ceux qui m'ont aidé à écrire la série "Little Physio"

Merci aux traducteurs, aux correcteurs, à ma famille et à mes amis qui ont tous participé de près ou de loin à l'aventure.

Merci aussi à ceux qui ont prêté leur voix pour l'application "Little Physio" ainsi que pour les vidéos de présentation.

Un grand MERCI à mon mari, qui a programmé les applications pour Android et pour Iphone... et pour tout le reste aussi :)

Merci à vous, lecteur fidèle, d'avoir acheté ce livre ou même plusieurs de mes livres (voir page suivante)

et

si vous appréciez le Little Physio, merci de bien vouloir laisser un commentaire sur Amazon, ce serait très gentil de votre part :)

Bibliographie

Série Little Physio

- Français => anglais
- Français => espagnol
- Français => italien
- Français => allemand
- Français => turc

ou

The Big Little Physio

- Français => anglais, espagnol, italien, allemand, turc

Série Le petit coach

- Le petit coach pour plus de bonheur
- Le petit coach pour booster la confiance en soi

Caroline Braun

www.ingramcontent.com/pod-product-compliance
Lightning Source LLC
Chambersburg PA
CBHW051624170526
45167CB00001B/55